我がおっぱいに未練なし

川崎貴子
Kawasaki Takako

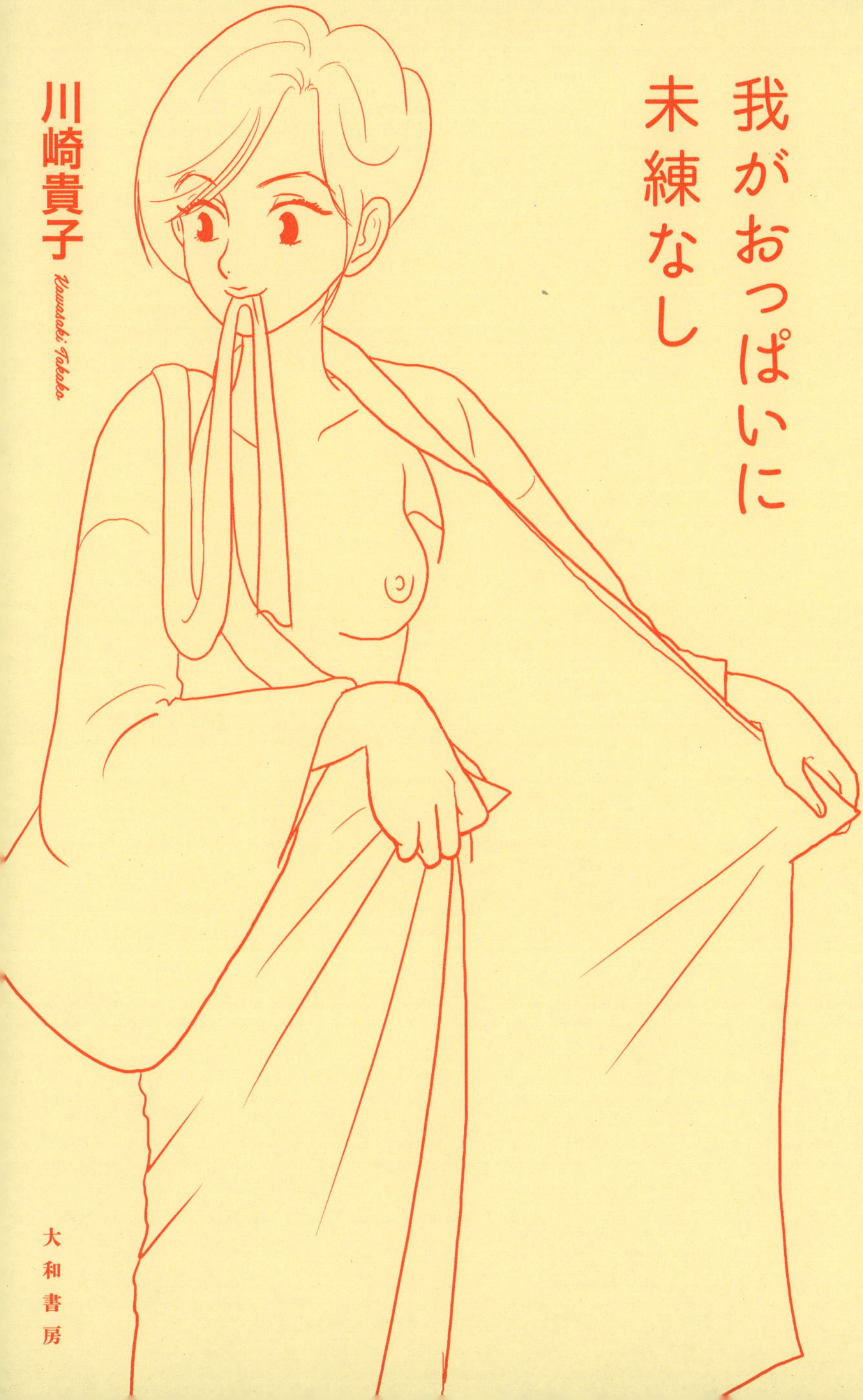

大和書房

まえがき

今、日本人の二人に一人がガンに罹ると言われている。

芸能人のガン・カミングアウトも後を絶たないし、罹患率的にも身近な病ではあるはずなのだが、なぜか我が身に降りかかるとは思えない。それが、ガンという病気のある種の特殊性ではないだろうか？

私も一年前の10月までは、自分はガンと無縁の人生だと思ってかっとばして生きていた一人だ。

私の罹った乳ガンは女性の十二人に一人が罹ると言われているが、まさかその一人に自分が入るとは夢にも思わず、私は毎日ラリホーと過ごしてきた。

告知された後は「それは、ガンにもなるわ」と思い当たることがたくさんあったのだが、自社の経営、二社の取締役、講演や執筆と、忙しいながらも自分のやりたい仕事を自分の好きな人たちと繰り広げられる環境にストレスはなく、家庭も絶賛子育て中ではあるが母性的な夫や実母に助けられ、これ以上ないほど幸せな毎日を送っていた。

　自分で言うのもなんだが、要は順風満帆だったのだ。私の30代は「10年間厄年」みたいなものだったが、40代になってからは嘘のように仕事も家庭も落ち着き人生が輝き始めた。

「乳ガン宣告」はそんな矢先の出来事だった。


　幸せな人が一瞬にして不幸になるのは映画やテレビの中では娯楽になるが、自分のリアルな人生に起こるのはたまったものではない。こちらとて、やっと手にした、ある意味死に物狂いでつかんできた幸せなのだ。こんな時にガンになるなんて！　タイミング的にもくやしいったらありゃしない。

　そこで私は、絶対に完治させることと、この経験を無駄にしないことを己に課し、告知された当日から「乳ガンプロジェクト」と命名して、ガンを迎え撃つ覚悟を決めた。

　ガンの進行については手術後にステージ1の後期からステージ2にあたると言

われた私だが、現在は右乳房を乳首含めて全摘出した後に再建し、服の上からは外見的に手術前とほぼ変わらない状態になった。右側の18歳のような張りのあるおっぱいと左側の二児の子育て後のおっぱいでは張りに大きな差があるとはいえ、病院に行くのも3カ月に一度と、すっかり日常を取り戻している状態だ。以前と変わらずハードワークもこなしている。

治療に関しては自身で選択をしながらも病院や先生に依《よ》るところが大きいが、私の選択した治療やそのときの心模様を記しておけば誰かの役に立てるかもしれないし、この経験が無駄にはならないのではないかと思い、この日記を書くに至った。

私は起業してから21年間、「働く女性の成功、成長、幸せのサポート」という理念を持って、主に女性のキャリア支援に特化して仕事をしてきた。振り返っても、「理念に沿わない仕事はしてこなかった」と自信を持って言える。「女性マネージメントのプロ」が省略され、今では「女のプロ」と呼ばれている私の仕事人生は、キャリアから恋愛、結婚まで、女性たちの人生に伴走してきたという自負もある。

この日記は、そんな私の、あくまでも個人的なケースを事実として綴っているものだが、そんなプライベート丸出しな日記でも、何かがフックとなって、仕事やプライベートや婦人科系疾患など、現在悩んでいる女性たちに届けばいいなと思っている。


なんでもかんでも自分のした経験に意味があるとは言えない。

また、世の中には経験せずとも現象を咀嚼《そしゃく》できる勘や頭の良い人がたくさんいる。

ただ私は女性たちに、私が肉を切って血を流した経験をもってしか伝えられないのだ。カウンセリングや講演や執筆を通じて、女性たちの悩みを完全に払しょくすることなどできないけれど、私の経験を、失敗を、絶望の中にある希望を、ありのままに提供することはできる。

だから乳ガンになったとわかったとき、すぐにこの日記を書こうと決めたのだと思う。

本書は、診断から乳房再建までをまとめたものだが、これからも続く治療の過程については、引き続きコラムなどで綴っていきたいと思っている。まだまだ私の闘病は続くし、何よりこの乳ガンプロジェクトを通じて、女性たちに伝えたいことがたくさんあるからだ。

検診に行ってほしいこと、保険に入ってほしいこと、乳房再建のこと、誰でも本当は周囲の人にたくさん支えられていること、深刻な状態でも生活の中には笑いもあること、解決しない問題はないこと、生きているだけでそれはもう本当に、人生はとてつもなく素晴らしいこと。

日記を発表したことでたくさんのコメントをいただいたが、なかには私や家族、事業へのリスクを心配して助言してくださる方もいた。励ましのメッセージ含め、すべての人の気持ちがありがたくて、胸が震えた。

世間における自分の役割などたかが知れているが、「経験したことを伝える」

という至極単純なことを私はこれからもやり続けていきたい。

そして、女性たちが特有の病気や大病に罹患したとき、大切な人や大切な仕事を失くしたとき、生きていく意味がわからなくなったとき、「そう言えば、乳ガンプロジェクトとか言っていた人がいたな」と、この本を思い出し、少しでも呆れて笑ってくれたら、それこそ、「女のプロ」の本懐である。

我がおっぱいに未練なし　もくじ

Chapter 1

ガンの発覚

10月14日(金)
乳ガン宣告を受ける

今日もここ（とある国立病院の乳腺科外来）は、不安な顔をした女性たちでいっぱいだった。

芸能人の乳ガン・カミングアウトが続いたからか、少しでも「あれ？」としこりめいたものを見つけてしまった女性たちは今、以前よりフットワーク軽く検診に足を運ぶらしい。

混みまくっているのは不便極まりないが、女性たちにとって「すぐに検診！」

は良い流れと言えるだろう。

ここに来るのは先週と今日で2回目だが、前回同様14時の予約で16時になってもお声がかからない。後ろにアポを入れなかった私の、ビジネスマンとしての勘を心から褒めてあげたくなる。

それにしても気が遠くなるほど待ち時間が長い。仕方なく、ガンか否かの検査結果を待ってくれている友人に、「**この待ち時間のせいでガンになりそうです**」という不謹慎なＬＩＮＥを送って溜飲を下げたりする。

そもそもここに来ることになった経緯は次の通り。

9月初旬　右おっぱいにしこりを発見。

9月中旬　のん気に家族旅行に出かける。

9月末日　人間ドックへ行きマンモグラフィー（乳房をX線撮影する検査）とエコー検査（乳房への超音波検査）を受けてしこりを確認。しこりが良性か悪性か判定する検査が必要と言われ、針生体検査（細胞を一部とって、しこりや分泌物の成分を検査する）が可能な国立病院への紹介状を書いてもらう。

10月初旬　紹介された「比較的自宅に近い」「乳ガン手術で有名」な国立病院へ。再びマンモグラフィーとエコーの検査を受け、右おっぱいに細胞を採取する注射をブスブスブスと3本お見舞いされる。そして今日はその検査結果を聞きに来た、というわけだ。

本来ならば、丁か半か「ドキドキの判決日」である。

しかし、前回病院に来たとき、マンモグラフィーのデータを見たり、エコーを操りながら目を凝らしたりする先生の、所作や間を一挙手一投足観察していた私は8割方、自分は乳ガンであるという当たりをつけていた。

なので、この1週間、乳ガン・サバイバーの友人（抗ガン剤治療を受け、全摘出手術後5年経過して再発ナシ）に相談したり、彼女が書いた乳ガンの本を読み返したり、ネットで調べたりして、自分なりの治療方針（あくまでも素人の希望）を勝手に妄想し、諸々の準備OK状態で臨んだのだった。

私が勝手に決めた優先順位としては、二人の子どももまだ小さいことだし当然に「命」が第一で、第二にはやはり「仕事と両立できるかどうか」である。

家族を食べさせていかなきゃいけないこともあるし、何より11月以降に入っている仕事でキャンセルが不可能なものもある。

髪が抜けても、おっぱいもリンパも切っていいから、抗ガン剤治療だけは「仕事との両立が厳しそうに思えた」ので、できることならば避けたかった。

それでも、抗ガン剤治療を拒否した女優さんが亡くなったニュースはまだ記憶に新しい。何が決定打かはわからないが、前例がある限り家族は心配するだろうし、命と引き換えならば抗ガン剤も仕事のお休みも受け入れなければならないだろう。

診察室から、告知を受けたであろう20代後半とおぼしき女性が、泣きながら出てきたのが見える。

看護師に支えられ、励まされつつも憔悴しきっている彼女だって、きっと家族がいて仕事があるのだ。私よりずっと若い分、そして「乳ガン」という、ガンの出現した場所が場所だけに、女性としての悩みは多岐にわたって深いだろう。

どうか、彼女のガンが重いものでありませんように。前向きに治療に取り組めますように。

勝手にシンパシーを感じてそんなことを思いながら、時計を見たら既に17時近くなっており、私はやっと名前を呼ばれ、診察室に入った。

そして、ガン告知を受けた。


先生は淡々と、小葉ガンという比較的珍しい乳ガンであること、はっきりした転移やステージは、手術をしてみないとわからないこと、抗ガン剤が効きづらい種類であること、摘出すれば予後はいいと言われているガンであること、ただ、多発的に転移しやすいこと、通常見つかりづらいガンであることなどを説明してくれた。

そんなレアなガンに罹っていたとは！　比較的早期発見であったことが救いである。

そもそも、9月頃から次女が私の右おっぱいに突然執着しだして、寝る前におっぱいを吸って入眠するようになったのが発覚したきっかけだ。「まさかの乳腺炎？」と思うようなしこりに気づいたものの、ガンの特徴としてよく言われるように触っても動かない。**私のおっぱいはスリムであるが故**（貧乳とも言う）、しこりはできた途端すぐわかった。だから、病院嫌いなのに検査に行ったのだ。

貧乳がこんなところで役に立つとは……。人生は何が功を奏すかわからないものである。

先生は多少言いづらそうに、温存（ガンを部分的に取って乳房を残す手術）と全摘（ガンのあるほうの乳房をすべて摘出すること）のメリット・デメリットについて、要は「温存でもいいけど、全摘出のほうが再発率が低いですよ」という説得トークを、データを用いながら慎重にし始めた。

先生のお気遣いは大変ありがたかったが、そもそも「抗ガン剤治療なし」で「切って済む」のであれば「**我がおっぱいに未練なし**」の私である。

聞けば、切ったその場で乳房再建の事前処置をこの病院でもやってくれるとのこと。

先生の説得を半ばさえぎるように、

「切ります！　切ります！　全摘ってことで！」

と、**交渉成立**。威勢のいい競りのように手術方針がさくっと決まった。

「ついでに、元のおっぱいより大きくするとかっていうのは難しいですか？」

と、あくまでもついでに聞いてみたが、

「健常な左乳房に合わせるので無理です」

と、先生に真顔できっぱり返される。**こちらは交渉不成立**。

その後、知り合いの医者にメールでセカンドオピニオン的に相談。

手術に耐えうる体かどうかの検査をいくつか流れ作業でこなしたりしながら、

約３週間後の右乳房全摘出＆同時再建手術に備えることになるのだった。

しかし、覚悟していたとはいえ告知を受けた昨日は、病院のレセプションで一人うなだれたものだ。

ガンを告知された人は大抵、「なんで私が？」と思うらしい。

私の知り合いのガン患者たちも、「どうしてこの人が！」と思う人ばかりだったし、ほとんどの罹患者が突然訪れたガン宣告に運命を呪う権利があるように思う。

が、私は違う。

私以外では、酒が主食だった実の父親（食道ガンで死亡）と同じく叔父（肝硬変で死亡）同じく叔母（乳ガン、存命）と、思い当たるだけでも、「そら、ガンにもなるわ！」と世間に太鼓判を押されてしまう家系の一員、それが私だ。

おまけに私は、運動全般や健康に良いと言われていることを、まるで怪しい宗教を拒否するかのごとく毛嫌いしてきたし、休息をとることものんびりすることも苦手で、生活が安定してきたと思うと新たなストレスを自分に投下するという妙な性癖まで持っていた。

乳ガン発生の原因は諸説あるので断言できないが、私がガン細胞であっても、私に住まうという腹落ち。その自業自得っぷりに、しばし打ちのめされるのだった。

そして、自業自得とはいえ「またやっかいなことになった」という諦めにも似た何かに、それでも確実に立ち向かわなければならないガンという病に、人生で定期的にやってくる荒行に、自分でもびっくりするような大きな大きなため息が出た。

まるで、ため息をついていられるのは今しかないと確信しているかのような、**ヘビー級の腹式呼吸。**

しかし、いつまでもここで下を向いて腹式呼吸しているわけにはいかない。何せ、この後やらなければいけないことは山積みなのだった。

11月6日から手術と入院で2週間あけるとなると、仕事のスケジュール変更、仕事関係者への延期やフォローのお願い、執筆やアポイントの前倒し、家族への告知、そして、私がいない間の家庭運営のための手配、保険やお金関係の調べものや整理、その間にも二度ほど病院に来て、診察や検査があるらしい……思いつく用事の数を数えるだけでも無事に手術日を迎えられる気がしない。

時計を見ると18時を過ぎていた。

家でばーば（実母、同居している）が心配しているだろうし、子どもたちがお腹を空かせているはずだ。

私は会計を済ませるために立ち上がる。

「立たなきゃ」と、思ったからだが、立ち上がってしまうといつもの癖で私は胸を張ってしまう。いつもの癖で威圧的な程、背筋を伸ばしてしまう。

そして、いつもの癖で顎を前に突き出して視界のすべてを鼻越しに眺めてしまったのだが、そうしたらなんだか、うなだれていたときと気分が変わってきて、治療を含め、やらなければならないすべてがまるで、**「乳ガンプロジェクト」**と命名して実行すればいいもののような気がしてくるから不思議だ。**単細胞万歳**。

「かつて、私は人生で何度も、ヘビーなプロジェクトに立ち向かってきたはずだ」

と、内耳が私にささやきかける。

「よし！　今日はもう遅いから外食にしよう！」と、店の予約をしながら、私はバタバタと病院を後にした。

Chapter 2

家族への告知

10月16日(日)
子どもへの告知

ガン告知を受けた日は、会計をしたら既に18時で、外食をしようと決めていたから家に電話をしたのだが、電話に出たばーばは、ガン検査の結果を聞いて予想通り慌てふためいた。どうしよう、どうしよう、と。

「あのね、今は乳ガンでは死なないし、ほんとに大丈夫だから。それより、今日は外食にするから娘たちに近所の〇〇で18時半に待ち合わせって言っておいてくれる?」

「どうしよう、どうするの？　ママが死んじゃったら子どもたちどうするの？」

と、ばーばは私の話を聞いているのかいないのか。

「大丈夫。手術したら問題ない病気だから。子どもたちにはまだ言わないでね。私から言うから」

子どもの頃から、心配性で慌て者で色々こじらせていた母に対して、彼女を安心させるための嘘を、私はどれだけついてきただろうか？

本当は手術してみないとわからないことだらけだけれど、今の医療の進歩と乳ガンの生存率などをまくしたて、「お願いね！」と言って電話を切った。

家の近所の和食屋さんに行くと、はたして、テンパったばーばに「**ママが乳ガンで大変なの！**」とあっさり告知された二人が、どよーんとそこに座っているのだった。

想定内とは言え、せめて次女（4歳）には私から、彼女がわかるように、心配させないように説明したかったと後悔が止まらない。

しかし、80歳という年齢のばーばに、子育てを全面的に手伝ってくれている高齢の実母に、新たな心配を投下してしまったのは私だ。

私が席に着くと、

「ママ、しむ（死ぬ）？　ママ、しむの？」

と、涙をぬぐう次女。長女も、

「何も考えられない。どうなるの？　ママ、大丈夫なの？」

と、彼女にしては珍しく気を弱くしている。

私は、懇々《こんこん》と二人に説明した。死なないこと、手術すれば大丈夫なこと、そして、2週間入院をしなければならないので、これを機に二人に成長して欲しいこと、おばあちゃんを困らせたりしないで、自分でできることは自分ですること、甘えたくなったらいつでも病院に来れるということ。

安心したのか、二人は元気を取り戻し、もりもりと夕飯を平らげた。そして、
長女「私もがんばるから、ママもがんばって」

次女「ヒビキもがんばる！　ママがんばって！」

と、エールをもらったのだった。

夜は夫へ説明しなければならなかった。子ども二人を21時に寝かしつけてから2時間後に夫が帰宅。

既に検査結果が出る前に夫には、「たぶん、7〜8割方、乳ガンだと思う。で、色々考えた結果、切って済むなら全摘出したいと思っている。その後再建するけど」という希望を伝えてあった。

なぜなら、夫は人一倍〝不自然が嫌いな男〟なのだ。

かつてモデル業界にもいた彼は、周囲に整形や豊胸をしている人が多かったせいか、それらに異常なほどの嫌悪を示す。一緒にテレビを見ていても、「あ、この女優整形した！」と、**同性の私でもわからないような小さな変化も見逃さない整形Gメン**だ。

また、あれは5年前。次女を妊娠中に私にも「幻の巨乳期間」があったのだが、浮かれて自慢した私に夫は、「確かに大きいけど……風情がない」と、にべもなかった。

風情ってなんだ！　確かに私の非妊娠時のバストは「**侘び寂び**」**が漂ってしまうサイズ**ではあるし、長女の授乳以降は「小さいのに垂れやがった」という趣のある形状をしているのは事実だが、妻のおっぱいに自然さと風情を求める男、それが夫なのである。

私からすると、別におっぱいを丸出しにして生活するわけでもないし、どちらかと言えば新婚時のようなラブラブな意味の心配もなく、「あのパジャマの下に人工物が！」と、共に生活する夫に生理的嫌悪感を抱かれるのが一番の懸念事項であった。

告知によれば、どうやら乳首も失うことになるらしいので、乳首も1年近くかけて再建しなければならない。夫にしてみたら、なかなかの人造人間っぷりであろう。

帰宅した夫には、今の時点でわかっていることとわからないこと、手術（外科と形成）の方向性を正直に伝えた。

しかし、思いのほか、おっぱい形成の話にはまったく食いつかず、

「再発率とか、死亡する確率は？」

「小葉ガンって転移しやすいの？」

と、情報の少なさにいらだっているようだった。

日本では比較的症例も少なくて、私の検査結果も詳しいことは手術してみないとステージも転移もわからないのだから、当然と言えば当然か。

「貴ちゃんが死ぬとか、俺はまったく考えられないから。これから色々調べて、絶対死なない道を見つけていこう」

と、気を取り直した夫は宣言するかのようにそう言った。

そんなことを言われたら、一度説明したので今更「**乳首が〜**」とか「**人造人間が〜**」などと深追いできなくなってしまった。シチュエーション的にふざけているとしか思われない。


振り返れば今まで夫に、「話があるんだけど」と切り出したとき、私は大抵ロクでもない話か、取り返しのつかない話（**倒産**とか**横領**とか**借金**とか、**収入がなくなる**とか**引っ越し**とか**取り立て**とか、**仲間の自殺**や**元夫の突然死**とか）ばかりしてきたが、今回も相当なインパクトだったようだ。

改めて、夫に申し訳ない気持ちでいっぱいになって、全摘出すれば大丈夫そうなことと、マメに検査することになるから転移も問題ないであろうことなどを徒

然なるままに話すと、

「今まで、10年一緒にいて見てきて、俺が貴ちゃんだったら10回はうつ病になって、3回は自殺してるようなことがいっぱいあって、でも、キミは全部乗り越えてきたから、また今回も絶対乗り越えるんだろうなって、俺は思ってるから」

と、自分自身に言い聞かせるように、少し涙ぐんで夫はそう言った。

だから、私も遠慮なく、本当の気持ちを夫に伝えた。

「実はガンになったことも、これから手術することも、全部嫌なことって言えば嫌なことで、98%は本当に嫌。でも、**残りの2%だけ実はワクワクしてる自分がいるの**。家族に心配かけておいて、こんなこと言うの申し訳ないのだけど」と。

それは嘘や強がりではなく、告知を受けてからずっと感じていたことだった。

私は元来、頑固で傲慢で面倒くさがりで更には素直さが欠けているために、成長や変化が乏しい。

ところが、シャレにならない局面を迎えたときだけ、もがいて苦しんだときだけ、後日大きな変化を実感することがあった。

それは成果であり、感情であり、表情であり、行動であり、言葉となって、その都度表れてきたのだった。

だから、この乳ガンプロジェクトで右乳房を失くした私が、今度はどんな生物になるのか。泥沼の中から息も絶え絶えに、今度はどんな色みの、どんな香りの蓮の花を摘んでくるのか。２％だけだが、本当のところ、私は楽しみなのだ。

真意を知ってか知らずか、夫は横顔で笑う。そして、

「いつも貴ちゃんは潔いけど、不安とか、愚痴とか言っていいからね。俺はもう、川崎貴子の夫歴が長いから、頼って大丈夫だよ」

と、エールのようなサポート宣言をもらうのだった。

出会った頃の、アーティスト気質で線が細く、情緒不安定だった夫は、もうそこにはいない。

私は何を心配していたのだろうと思う。

自分がガンの告知を受けるより、それを家族に告げることの方が何十倍も怖かった。どんなときも私が家族を引っ張っていくものであり、精神的な支柱であらねばならないと思ってきたからだが、それは何という思い上がりだったのだろ

う。

赤ちゃんだったはずの娘たちは順調に太く育っているし、夫はこの10年で人間的にも、父としても夫としても、多大な成長を遂げていたのだ。

この10年、私は成長というより後退が激しかったし、余計なことをいっぱいやらかした上にガンまで携えて家族の皆に心配させまくっているけれど、娘たちと夫はそれぞれ確実に成長し、たくましい存在になっていたことを、皮肉にもこの乳ガンプロジェクトが教えてくれたことになる。

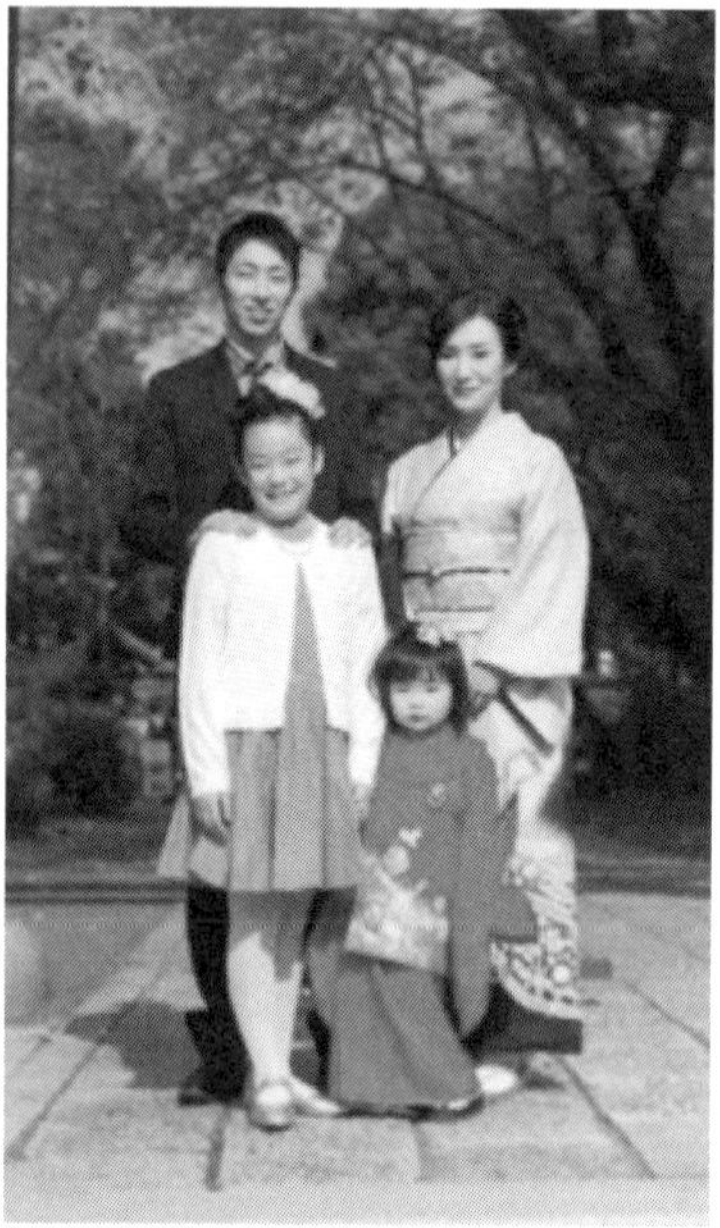

次女の七五三。8歳年下の夫と、
当時10歳の長女と4歳の次女。

Chapter 3 明けない夜はない

10月19日（水）
充実の40代にきた小休止

毎日がとても忙しい。

普通に予定を入れていた2週間を空けるのだから、調整含めて忙しいのは当然なのだが、何をやっていなくて何をやっているのか、わからなくなるぐらい目まぐるしいって、**手術前キャンサーとしてどうなんだろうか？**

それでも今夜はやっと、一人のゆっくりした時間が今できた。次女の寝かしつけが思ったより早く終わったからだが、いつも次女と寝る前にやっている

『ミッケ！』*が最近、老眼と乱視のために見つけられずにノロノロしていたら、飽きて次女が寝落ちしたのだ。「保育園児の母親が老眼て！」とツッコみたいところだが、今夜は役に立った。**ありがとう！　老眼！**

40代になって一番最初にガタがきたな、と思ったのは目、そして、次に歯だった。

次女は40歳の誕生日とほぼ同時に産んだので、「産後のせいかも〜」と他人にも自分にもごまかし続けてきたが、これは**紛《まご》うことなき**「**老化**」だ。

ガンになったのも年齢は大きいと思う。乳ガンの罹患は40代が一番多いと、先日友人の医者に聞いた。

ガン細胞は常に私たちの体の中で毎日数千個以上もつくられているらしいが、消去する機能があるから通常はガンにならない。

ところが、その消去する機能が低下することによってガンは育ち、倍々に増えていくらしいのだ。

*乳幼児に絶大な人気を誇る、小物版『ウォーリーをさがせ！』。

その機能低下が所謂《いわゆる》「免疫力の低下」と言われているもので、これは加齢も十分な原因であると言える。私の体はいつの間にか、悲しいかなナチュラルに下り坂っていたのだ。

それをどうして予想できないで、未病に備えなかったのかと言われれば、「40代に入ってから、人生が浮かれるほど楽しかったから」としか言いようがない。

仕事が楽しく、プライベートが楽しく、充実しまくっていたため、40代の私は常に時間が足りなかったのだ。

思えば20代、30代は暗黒時代であった。

25歳で起業してしまった私は、アラサーというくくり（当時はなかったけど）に突入する頃にはもう、完全無欠に「中小企業の社長＝おっさん」そのものだった。

一日中考えていることがそれ（おっさん）なもので、口を衝いて出る単語も「成長」「成功」「資本政策」「資金繰り」などなど、**キラキラどころか始終ギラギラしていた始末。**

当然、男性になんかモテるはずもなく、焦って友人経営者と結婚するも、中小企業の社長VS中小企業の社長は、家庭内で冷戦を繰り広げ、2年で破綻してシングルマザーに。

1歳児を小脇に抱え、荒野で途方にくれていた当時の心象風景は、未だ脳裏にべったりと残っている。

だから私にとってアラサー時代とは、一番戻りたくない暗黒時代。

それもこれもすべて、若い頃の私が「そっちは行っちゃやならねぇ!」と、先輩や友人に止められるのも聞かずに、全馬力をかけて間違った方向に突進していったからだ。

私の「アラサー暗黒時代」、その敗因の筆頭は、あまりにもシングルタスクな仕事ぶり。

起業していると言ったって、本来女性は、**電話で話しながらパソコンに入力し、社内に戻ってきた人にアイコンタクトで「おかえりなさい」ができて、その向こうで不倫してる課長と同期の会話に聞き耳を立てられるぐらいのマルチタスクな**

能力を保持しているはずである。

ところが私は、会社を大きくすることへの執着と重圧に完全に足をとられ、「社長ならこうあるべき」「会社優先で考えるべき」と、周囲を見渡せない視野の狭い自分を良しとしていた。

結果、十分なマーケティングリサーチを行わないまま、結婚という人生の一大事を「そういうものかもしれない」とか「ノリ」みたいな流れで決定してしまう。それは多分、結婚の優先順位が自分の会社を大きくすることよりも確実に低かったからだと今ならわかる。

思えば、がっつり働きながら、女性としてのオシャレもできたはず。資金繰りに追われながらも、自分のパートナーにはどういう男性がいいのか物色できたはず。それが女性の生まれ持った能力にもかかわらず、私は完全に無視を決め込んだ。

そして、「中小企業の社長養成ギプス」を勝手に製造してがっつり着こみ、「これぞ我が人生！」と酔いしれていたのだから目も当てられない。ああ、もう、思い出すだけで赤面が止まらない!!!

ところが、そんなに偏って仕事に邁進《まいしん》していたのに、リーマンショックでは大打撃を受けて、会社は倒産寸前に。12年間、執念を燃やしてやってきたというのに壊れるときは一瞬だった。

設立時から苦楽を共にした人たちを手放し、毎日のように取り立てに遭い、「社長が自殺するのってこういうときなんだ」と実感する目に何度も遭う。

何より、私や私の会社を頼って、

「夫がリストラされた」

「夫が病気になった」

「夫の会社が倒産した」

と、長いブランクの末に働くことを決意した専業主婦たちの求職オファーに、ことごとく応えられなかった。求人がなければ、我が社の戦力も低下していたからだ。

「私は何のために会社をやってきたのだ」と自問自答する日々は2年にも3年にも及び、私は当時定期的に悪夢を見ていた記憶がある。

おまけに、再婚して一家の大黒柱になったというのに、私に収入の見通しはなかった。家賃の安いところに夜逃げのように引っ越しをして、微々たる貯金を切り崩しながら会社を立て直すネタはないかと歩き回る毎日の中で、ふと妊娠が発覚する。

私も夫も娘も、我が家の久々の明るいニュースに大喜びしたものだ。「新しい命を授かったのだから」と、体調に注意しながらも、私はこれを機にもっと頑張れると思った。

ところが、3回目の検診に行ったときに「残念ながら心音が聴こえない」と医師に告げられる。「残念ですが掻爬《そうは》の手術をするしかない」と。

私は大人になって初めて、人前で泣いた。

先生に説明を受けながら涙がポロポロ落ちて止まらなかった。

私がやってきたことは自業自得だけれど、赤ちゃんは生かしてくれてもいいのではないかと、どうして何もかもうまくいかないんだと、病室で、のたうち回るような感情が止められなかったのを今でも鮮明に覚えている。

その後、私のピンチは娘のピンチとばかりに、私の会社再建に力を貸してくれようと動き回ってくれていた元夫が、原因不明の突然死をする。

彼は当時39歳だった。

離婚はしたけれど、娘を可愛がり、私たちの窮地を救おうと立ち上がってくれていた元夫だった。離婚して時間がたち、当時やっと良い友人に戻れた頃だったのだが、元夫の突然死はちょうどそんな関係になれた矢先の出来事だった。

それが私にとって決定打となる。私には運も神様も味方をしないのはわかっていたが、**「既に呪われているレベル」**だと確証したものだ。

私のやることはすべて裏目に出て、周囲の人たちは、私のせいで不幸になっているとすら思った。それならば私はまるで、疫病神か悪魔である。そんな私に生きる意味が、果たしてあるのだろうか？

あの頃のことを夫婦で思い出すとき、夫は「貴ちゃん、よく精神病にならなかったよね」と言う。病気にもなっていられなかった、というのが正直な話だが、家族がいたから、夫と長女がいたから、闇雲に仕事をしなければならない理由があったから、「こんなことで負けてたまるか」と毎日思っていたからこそ、大丈夫だったのかもしれない。

少しずつ会社を立て直してゆき、40歳になると同時に収入も安定してきた。待望の次女も無事に生まれた。働きながらの妊婦生活はアラフォーには体力的に堪えたが、30代の暗黒時代を振り返れば「へ」でもなかった。

長女のときと同じように出産前日まで働いて、授乳のために1カ月だけ休んで復帰すると、そこからはステージが変わったのかと思うくらい、少しずつではあるが何もかもが好調に進むようになるのだった。

出会う人がすべて、その後の私の人生の重要人物ばかりになり、新しく手掛けた事業はすべて順調に運ぶようになった。

何よりも、私たちの事業を通じて幸せになってくれる多くの女性たちの笑顔を間近で見ることができて、大きな手ごたえと幸せを感じられた。

不思議なもので、ずっと曇りや大雨や嵐だった私の毎日が一転、40代はなぜかずっと快晴になったのだ。

「明けない夜はない」

これは、私たち夫婦の結婚式の際、先に女性経営者と結婚した苦労人の夫、N氏の、新郎へのはなむけの言葉だった。

「女性経営者は大変です。やりたいことはいっぱいあるし、バイタリティもあるし、夫への要求もどんどんエスカレートします。女性だから、体力だけはないだろうと思っていると、実は体力もあります。でも、明けない夜はありません。マー君は若さをもって頑張ってください」

奥さん（女性経営者）の前でその勇気あるスピーチをしてくれたN氏には拍手喝采だったが、最近この言葉を時折思い出す。


どんなに暗く長いトンネルでもいつか終わる。当時は絶対に明けないと思っていた長い夜であったが、きっかけもなくいつの間にか明けていて、キラキラと輝く綺麗な朝日を私に見せてくれたのだから。

20代の焦り、30代の暗黒時代があったからこそ、今の幸せを私は噛みしめられるのだと常日頃から思っている。

そして、44歳にしてこのたび乳ガンになったわけだが、私はもうあの頃の、運命を呪い、流産して病室で泣いていた女ではない。

私はもう自分の人生を通じて知ったのだ。そのときはダメだと思うことでも、何とかならないことはなかった。

いつかは解決できることばかりだった。

だから、「明けない夜はない」ということを身をもって知っているのだ。

Chapter 4

手術前にするべきこと

10月22日(土)
次女の運動会へ

本日は次女の運動会であった。

6時起きで大人四人分と子ども二人分のお弁当をつくる。

年中さん（4歳）になった次女は、この運動会をとても楽しみにしていたので、母の弁当づくりにも気合が入るというものだ。

天気も良く、父と母、ねーね、おばーちゃんズも来てくれて、次女は運動会会場へ行く道すがら、ずっと興奮冷めやらぬという感じであった。

そんな次女を見てふと思う。**運動会が楽しいのって、何歳ぐらいまでなのだろう。**

長女は6年生ぐらいから「運動会、めんどくさい」と言い始めた（**その割に負けて悔しがってた**）ので、私自身もそのあたりが最後だったかもしれない。それ以降はずっと、学校行事も会社の行事も鬱陶しくて面倒くさくて、何とかサボれないものかと画策していた記憶しかない。

ところが今、運動会に全身でワクワクしている次女を見ていると、44歳の私まで保育園児のようにワクワクしてくるから不思議だ。

長女のときもそうだったが、子どもは親に多くの追体験をさせてくれる。子どもと一緒にかつて経験した諸々に再会することで、すっかり忘れきっていた楽しい記憶や幸せな記憶を何度呼び起こしてもらえたことか。

ダンス、玉入れ、バルーン演技、リレー。

4歳児というのは、まだできないことだらけであるが故、特に我が家では「超子ども扱い」されがちなのだが、指示に従ってそろって演技ができているのを見ると、先生たちの魔法を見るようだ。

私たちだけじゃなく、隣の親御さんも、そのまた隣の親御さんたちも、スタンディングオベーションで先生に感謝の拍手。

「あんなにわけのわかんないのをここまで仕上げてくださって、ありがとうございました！」

父兄たちによる割れんばかりの拍手は、そのようなメッセージが込められていたに違いない。

毎年ハードな親子参加リレーは「私、ガンだから」と言って夫に丸投げた。

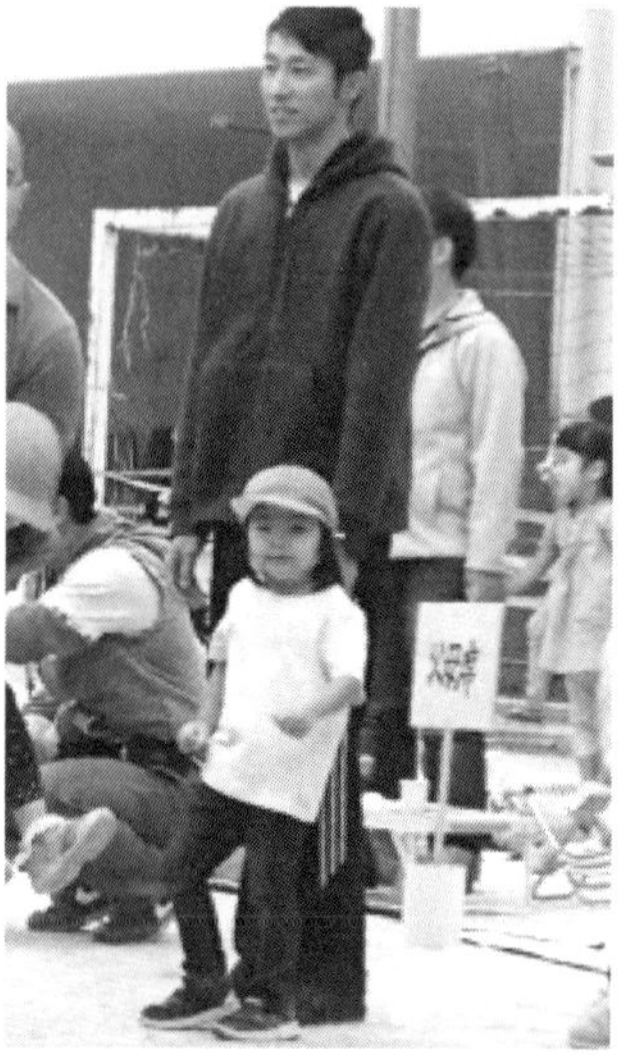
親子リレーにワクワクする次女と、
こちらもちょっとワクワクしている(?)夫。

10月25日(火)
# 人生初のＭＲＩ

入院前検査で再び病院へ。１日がかりになりそうな予感はしていたものの、やはり相変わらず病院は大混雑。検査の合間合間に本が一冊読めたので、これはこれで充実した1日と考えよう。

血液や肺や骨密度など、私の体が手術や麻酔に耐えうるかチェックする検査が続き、極めつけは人生初のＭＲＩ、今日のメインイベントだった。

ピアスや結婚指輪などの貴金属をすべて外してセミヌードで臨んだその先には、ＣＴスキャンをもっと宇宙船みたいに仕上げた仰々しいマシンがあり、どうやらうつぶせになって乗り込むものらしい。

よく見ると寝そべる場所のバストの位置に、二つの丸い穴が開いている。「その穴に両方の乳房を入れてください」と言われその通りにしてみたのだが、いやはや検診というのはマンモや子宮ガン検診を筆頭に、多々あられもない恰好をさせられるものだが、**ＭＲＩは受ける側の間抜け度合いにおいてぶっちぎりにトッ**

プであった。

ビビッ！　ガガッ！　と人生で聞いたこともないような、宇宙船が壊れるような音が響いて、「なにごとか！」と思うも、両おっぱいを穴に入れ込んでいるために静止していなければならない。

その静止している姿が更に情けなく滑稽ではあるのだが致し方なし。44年も生きてしまうと、「**こんなの初めて〜！**」なんていうような経験は、まぁほとんどないだろうと高をくくってきたわけだが、**今日あった**。

乳ガンは私に、思わず笑ってしまうようなさまざまな経験をお見舞いしてくる。

10月26日(水)

入院前は大忙し

本日は取材ラッシュだ。

女性誌、web媒体などの5件を朝から晩まで受ける予定だ。

特に「an-an」は紙面6ページで特集されることになっており、しゃべり倒す気満々で家を出ようとしたのだが、出がけに夫に咎《とが》められる。

「奥様、乳ガンの手術前って自覚ありますか？　スケジュール入れすぎです」と。

もう、おっしゃる通りで返す言葉もない。

それも、心配をかけまくっている夫のお咎めなので、私は真摯に受け止めなければならなかった。

しかし、入院前ではあるのだが、新規事業のローンチ前でもあるこのタイミングで取材をしていただけるのはとてもありがたくて断れなかったし、手術後に回すことはタイミング的にできなかったのだ。

夫に「明日からは気を付けます」と小学生が親に詫びるように言って逃げるように家を出たわけだが、取材はどれも楽しく、しゃべり疲れたけれど充実した1日であった。

10月29日(土)

ライフワークの魔女会

「魔女のサバト」*を終えて帰宅。

6期生、7期生の授業だったのだが、毎回真剣勝負のこの勉強会に手術入院日がかぶらずに調整できて本当に良かったと思う。

そもそも、なんでこの勉強会を立ち上げようと思ったかと言えば、拙著『愛は技術』（KKベストセラーズ）を出版してからというもの、イベントやFacebookなどで多くの女性たちからアクセスがあり、彼女たちは皆同じように「恋愛」や「結婚」に対して不安を抱え、自身のコミュニケーションスキル（プライベート限定の）に悩んでいたからだ。

それを解決する場として、「魔

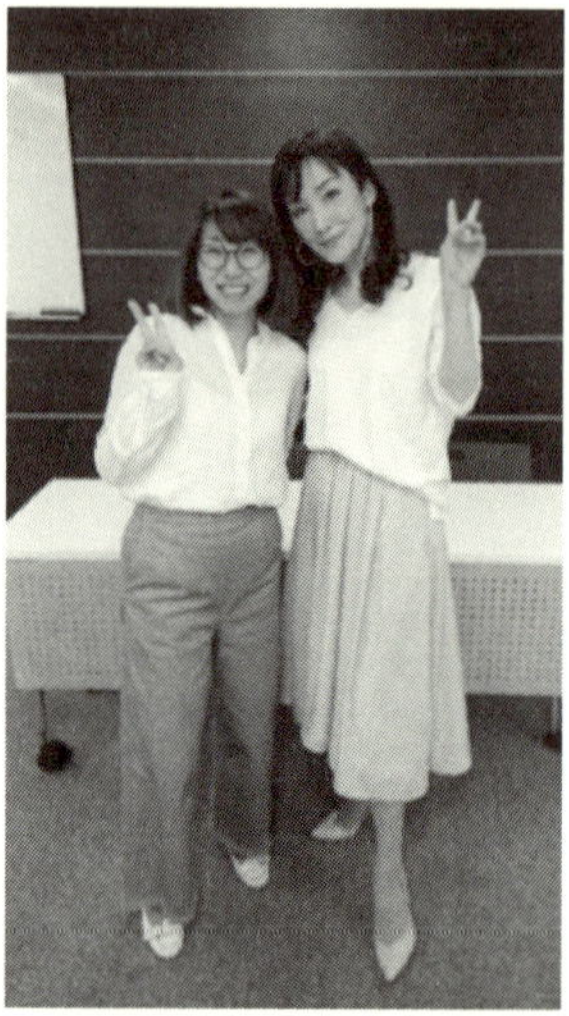

白魔女と黒魔女で。

＊友人と主宰している、恋愛と結婚についての女性のための勉強会。

女のサバト」という婚活勉強会を白魔女を名のる盟友の金沢悦子と、執事というあだ名のninoya社長と共に「ニーズがあるのなら応えよう」とつくったのが2年前（**ちなみに私は黒魔女**）。

卒業生たちはその半年間の中で愛の技術とコミュニケーションについて学び、半数以上は彼氏ができたり結婚したりしていった。

その実績が評判を呼び、今では7期生までになり、合計300名を越える卒業生を輩出した。

卒業しても生徒たちとはつながっていて、「婚約しました！」「結婚しました！」と連絡をもらえるたびに白魔女と小躍りしている。

ビジネスパートナーである二村ヒトシ監督*は、「中世ヨーロッパでも、昔は女性が女性にだけ伝える秘密の会があって、そこで大切な（特に愛にまつわる）ことを教えていたのではないか。そして、それが魔女狩りにつながっていったのでは？」と言っていたが、生徒たちの笑顔を見るたびに腑に落ちている。魔女狩りに遭うのはごめんこうむりたいが。

*AV監督であり、恋愛本のロングセラー作家。

10月30日（日）

選択の連続のなかで

最近、悩んでいることがある。この乳ガン日記のことだ。おっぱい全摘の件は瞬時に決断したものだが、この今書いている日記を公開するべきか否かはもう2日間ぐらい悩んでいる。私は悩んでいられる時間が人より短いらしく、**思い出しても2日間は最長**である。そもそも、この乳ガン日記を書こうと思ったのは、ある本の存在に助けられたからだ。

まだ乳ガンかどうかわからなくて検査結果を待っている間、私は『はじめての乳がん』（亜紀書房）を読み返した。

著者の土屋美樹は友人であり、私はこの本が発売された5年前に書評を書かせてもらったので既に熟読済みだったのだが、「もしかしたら、私も乳ガンかもしれない」というタイミングで再度手に取ったのだった。

5年前――あれは、私の次女出産前の壮行会を友人たちが開いてくれたときのこと。

いつも元気な土屋美樹の様子がおかしく、「実は……」と乳ガンを告白されたとき、「なんで彼女が？　これは出産している場合ではない」と思ったのを覚えている。私も皆も今思えばパニクっていたのだろう。

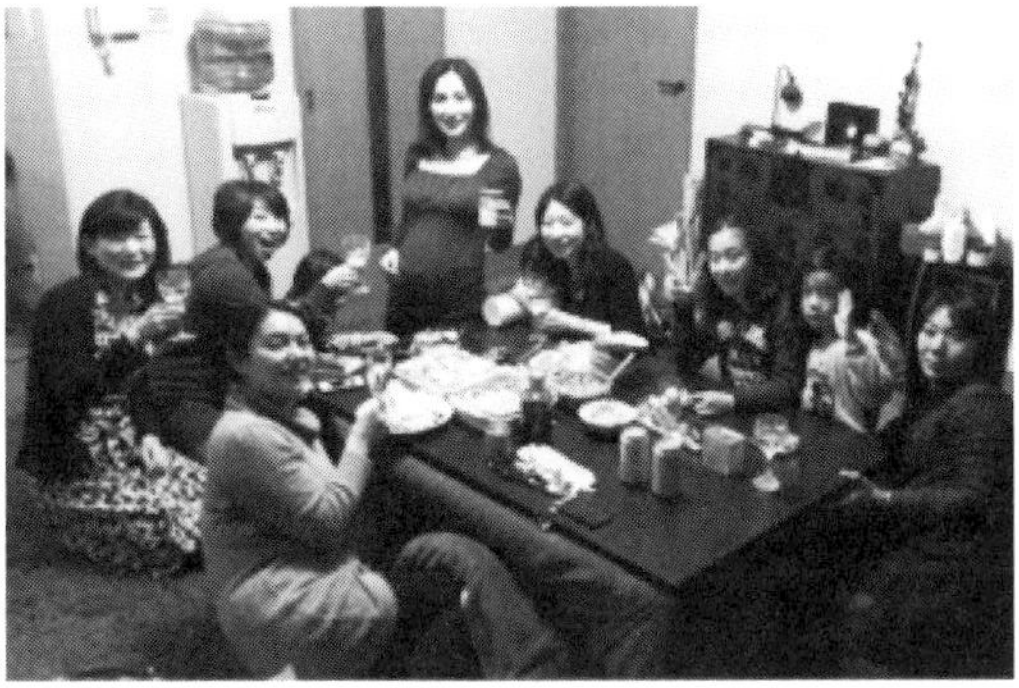

次女の出産壮行会。

そして、彼女の目からポロポロと涙が流れたのを見て、私は再度神も仏もないと思ったのだが、思い返すと彼女が泣いていたのはその日が最後だった。

彼女はプロの編集者として乳ガンを徹底的に取材し、闘病しながら発信し、ついにはそれが本になったのだ。

どの病気もそうかもしれないが、乳ガンも罹患すると**選択に次ぐ選択の連続**である。

手術方法は？

おっぱいは温存か、全摘か？

化学療法はどれを選択するべきか？

医者から提案はあれど、最後に決めるのは自分自身である。

この『はじめての乳がん』は、乳ガンになって立ち往生してしまう人が冷静に考えられるように、優しくナビゲートしてくれる本だ。私は今回この本を読み返したことによって、自分の納得のいく選択ができたように思う。

そして、自分が経験者の本によって助けられたので、私の経験も何かのお役に立てばいいな、と思いこの日記を書き始めたのだった。


しかし、実際に書いてみると、私には編集者スキルも医療の知識もなく、人様の役に立てる発信ができる気がしない。おまけにこの文体である。私は感じたままを書いていても、ふざけていると思われかねないし、同じ乳ガン患者の女性たちを傷つけてしまう恐れだってある。

そんなことをぐるぐると考えていたら、執事から「ツイッターで凄いブログ」*を見つけました」と連絡が入った。

題名には「諸君、川崎貴子の時代だ」とある。見ず知らずの男性のブログなの

*nekohanahimeさんという男性のillegal function call in 1980sというブログ。

で一瞬その題名に目を疑ったが、最後まで読むと全編私への応援歌であった。

ブログは、日本語にある「をかし」と「あはれ」のアカデミックな考察から入り、

をかしとあはれには、これほどに微妙な含意（ニュアンス）がある。俺たちは、その細い釣り橋の上を実は歩いているってことになる。だが諸君、まれに「をかし」と「あはれ」のほどよいバランスを現代のエッセイに見ることができるのをご存知か。

として、私の過去に書いたエッセイを2タイプ紹介してくれていた。

私が乳ガンになって、うじうじと「この日記を発表するべきか否か」と悩んでいることなど知るはずもない見ず知らずの彼が、私が文章を書くときに意識しまくっているところを的確に汲んでくれて、私など足元にも及ばない卓越な文章で応援してくれていたのだ。

まさか彼の言う「川崎貴子の時代」が来るなんて思っているわけではない。会ったこともないけれど、同じ時代を生き、同級生としてもしかしたら机を並べていたかもしれない男性が、「川崎、がんばれよ」と言ってくれたようで、まずは純粋に嬉しかった。

そして、何より、彼のブログに肩をポンと押してもらった感がある。たとえ闘病記であろうと、「をかし」と「あはれ」を無視して私に文章は書けないと覚悟が決まった。

ガンが発覚してから何日もたったが、私は毎日嘆き悲しんでいるわけではない。働いて、プライベートを楽しみ、悩んでいるときも悲しい瞬間も笑い転げている日もある。傲慢かもしれないが、その私のありのままを読んで希望を持ってくれる女性がいるかもしれない。

新規事業のこともあるのでタイミングはあるし、手術結果にも左右されるかもしれないが、私はこの日記をいつか必ず発表しようと思う。

Chapter 5

生活も仕事もひと区切り

11月1日(火)
壮行会

子どもの頃からずっと体が丈夫だった。

インフルエンザに罹ったこともないし、自分の風邪で仕事も飲み会もキャンセルしたことがない。それは、高熱が出ても大抵一晩寝れば熱が下がってしまうからで、「逆にどこかおかしいのでは？」と、別の意味で周囲に心配されていた私は、当然ながら病院とは無縁の人生だった。だから、病院に2週間も入院すると頭では理解できても「幽閉生活」のイメージしか浮かばない。
そんな私の戸惑いを察してくれたのか否か、ご近所ママ友でありビジネスパートナーの金沢悦子とそのパートナーで乳ガン・サバイバーの土屋美樹が、昨日家族ぐるみで壮行会を開いてくれた。

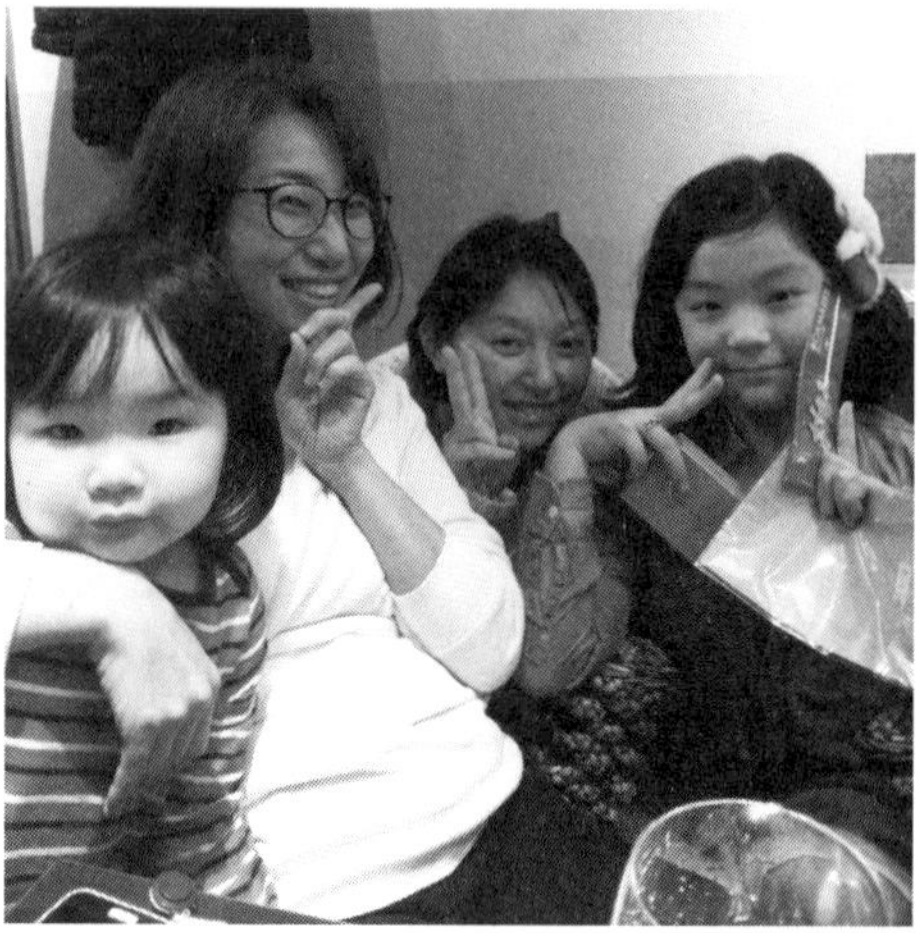
はしゃぎまくるガン壮行会。

乳ガンの悪いところは（良いところでもあるのだが）、発覚前や手術前にひどい痛みとか苦しみとか倦怠感がまったくないところだ。子どもたちが楽しそうで、私も楽しくて、病人の自覚なくはしゃぎまくってしまったが、まあ、いっか、**乳ガンだもの**（みつを風に）。

また、本日は二村ヒトシ監督はじめ新規事業関係のメンズたちに「姐さん、いってらっしゃい会」を開いてもらった。

　幹事に「じゃあ、全員正装で！」とリクエストしたら、普段ラフな彼らがびしっと決めてきてくれてゴージャスにおもてなしくだすった。

　気合の入った男女がデートしたり合コンしたりしているしっとりしたお店なので、傍から見たら大そういかがわしい光景だったと思うが、まあ、いっか、**乳ガンだもの**（**同上**）。

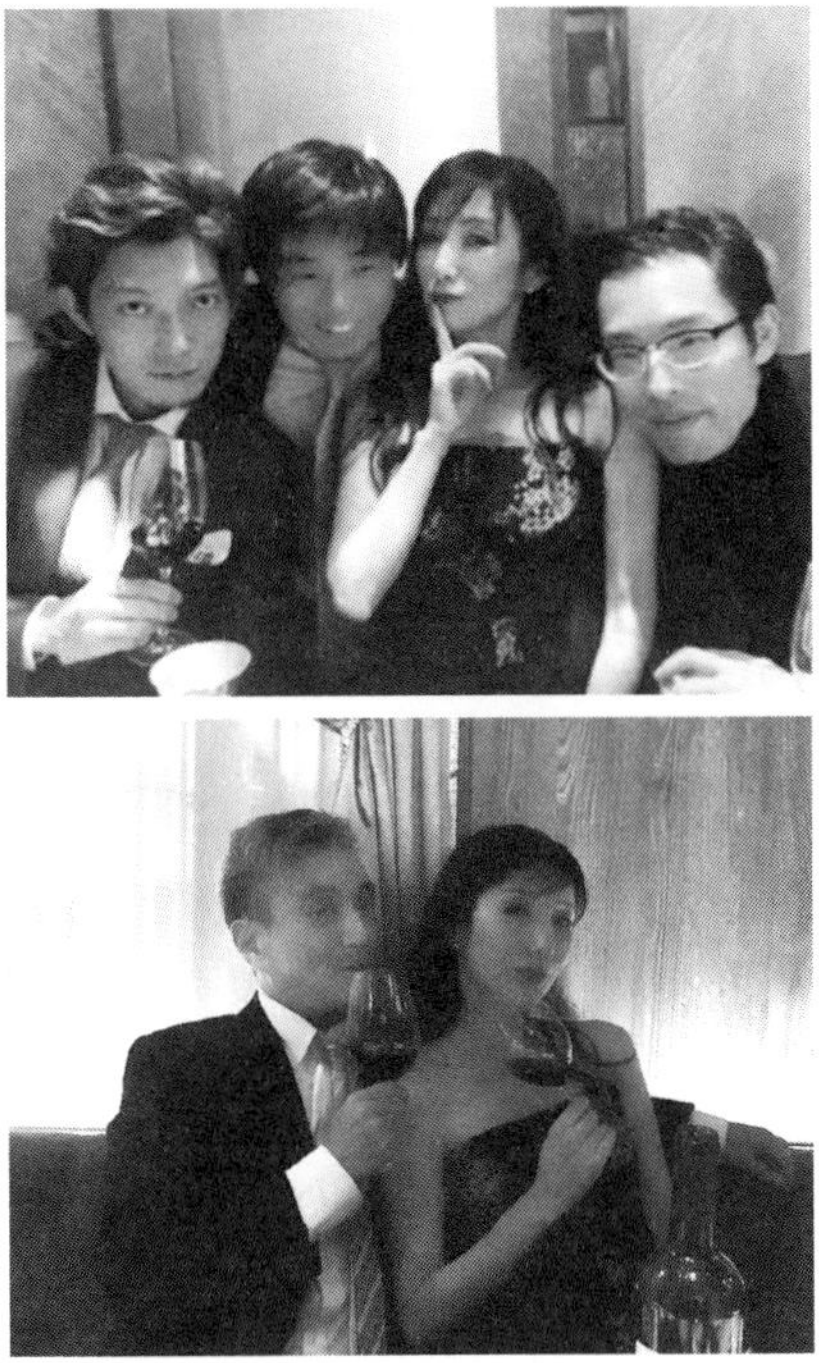

大人のお戯れ（ガン手術の壮行会だけど）。（上）
二村監督とも。（下）

「2週間のお勤めがんばってきてください！」と、いつもよりずっと頼もしく見える彼らに送り出してもらって、今日も周囲の皆の優しさに胸が温まる。無事元気に生還することを誓い、「あとは頼んだよ」と姐さん風に宴を後にした。

11月3日(木)
夫の誕生日

本当は11月9日が夫の誕生日なのだが、その日は入院真っ最中のため、前倒しで誕生日デートをする。子どもがいるので二人きりで食事に行くことはほとんどないが、お互いの誕生日だけは二人で出かけることにしている。
二人で祝う夫9回目の誕生日は、六本木にした。いつもながら「何を食べたいか？」と聞いても「なんでもいいよ」というので、私が食べたかった上海ガニを食べに行く。

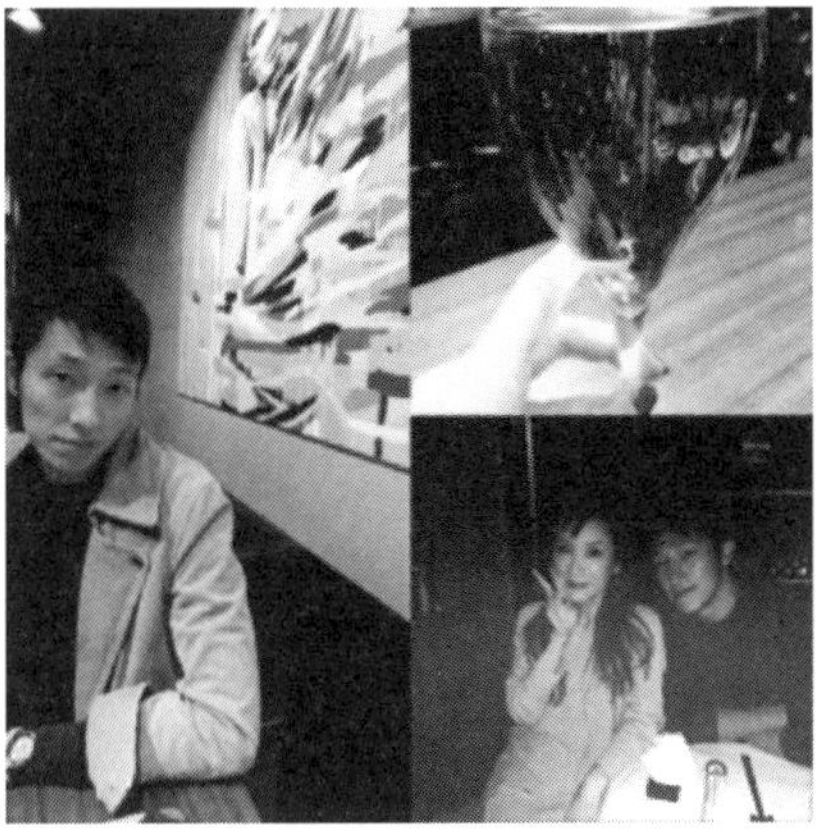

二人で祝う9回目の夫の誕生日。まだ37歳！

夫は付き合った当初からずっと食にこだわりがないし、やりたいこともあまりない。「今日は日本酒が飲みたいから和食」「今日はワインの気分だからイタリアン」と、小うるさく、毎日やりたいことが無数にある私にとっては最適なパートナーだと言えるだろう。

今日も夫の誕生日にかこつけて「美味しい紹興酒と上海ガニ」を求めて六本木に行ったわけだが、大変に満足であった**（私が）**。

夫も「美味しい！」と言っていつもより多く食べていたように思う。

お店を出てからミッドタウンの傍のバーに移動。夫は飲めないのでバーになど行きたくもないのだが、私が行きたいのだから仕方がない。**「誰の誕生日なの**

か？」はもう忘却の彼方だ。

まだ付き合っていた頃、バーには二人でよく行った。その頃の夫は、ワインも日本酒もウイスキーもそれなりに飲んでいたから、私は「強くはないが飲める人」なのだと認識して連れまわしていたのだ。

ところが、1年後に結婚式をして籍を入れた途端、夫はアルコールをほとんど口にしなくなった。聞けば「あの頃は無理してた」と言うではないか！「**飲める飲める詐欺だったのか！**」と私は夫を非難したのを覚えている。飲んべえにとって、配偶者が飲むか飲まないかは切実な問題だからである。

しかし、9年間を振り返ってみれば、夫が飲めなかったことが利点でもあった。どこかへ家族で出かけても運転してもらえるし（**素面だから**）、私より色々忘れないでいてくれるし（**素面だから**）、夜に細かい作業も全部やってくれた（**素面だから**）。

何より、私と同じような酒豪男性と結婚していた場合、夫婦で毎晩深酒してしまったに違いない。だとしたら、乳ガンどころか肝硬変とか肝臓ガンとか、早期発見されづらい大病になっていたかもしれない。
夫よ、下戸でありがとう！　詐欺とか言ってごめんよ！

帰り道、ミッドタウンの公園を歩いた。
私たちは付き合ってからずっとこの近辺に住んでいたので、公園のあちこちに当時２歳の長女と、**家事と育児を突然丸投げされた、ヒップホッパーなたたずまいの夫**が見えるようだった。

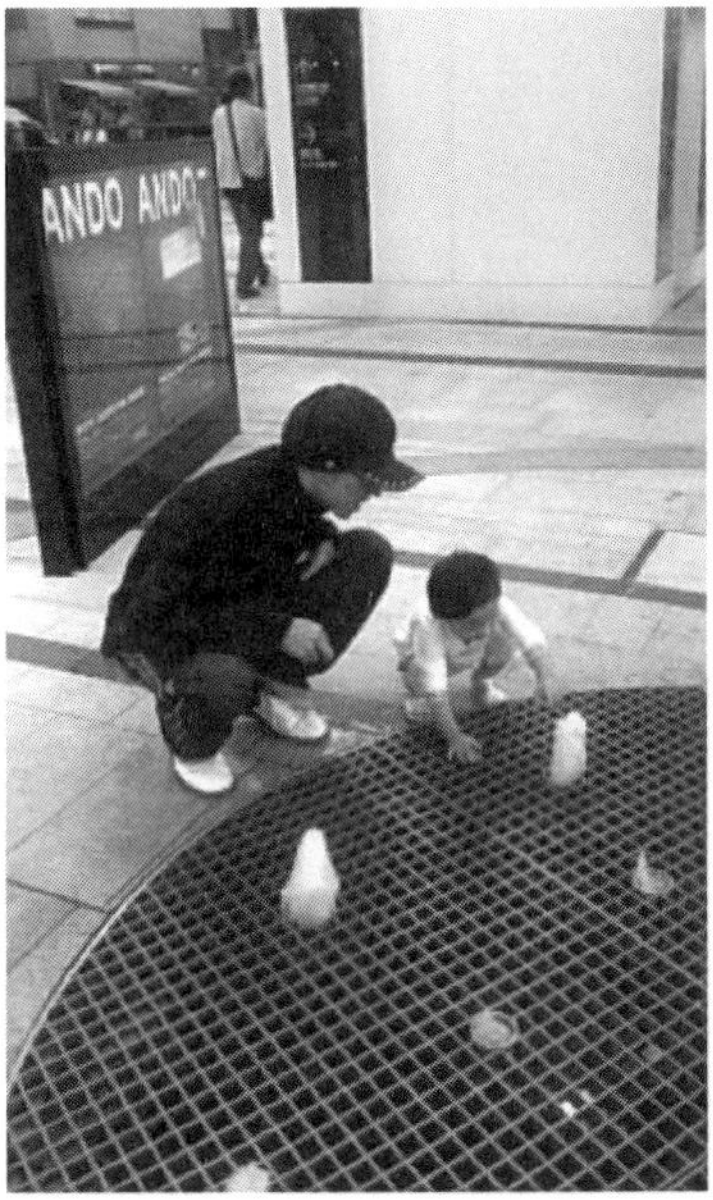

28歳のヒップホッパーと無邪気な長女２歳。
当時はきょうだいのようだった。

28歳から突然2歳児の父親になり、29歳で女社長の夫になり、37歳になった今日まで、私と長女を母性的に守ってくれた夫。振り返れば感謝しかない。

夫よ、いつもありがとう。37歳のお誕生日おめでとう。

11月5日(土)

手術前の仕事

昨日1カ月前から予約の入っていた個人カウンセリング希望の女性と会い、入院前の仕事はこれですべて終わった。

11月2日は「魔女の夜会」*だったのだが、予定人数を大幅に上回り、とても盛り上がった。それこそ遠方からいらしてくださった方もいて、こちらも穴をあけずに済んだことにほっと胸をなでおろす。

本業の企業コンサルティングと執筆と取材は前倒しすることができて、こちらも滑り込みセーフ。火事場の馬鹿力はあると確信する。


*婚活塾「魔女のサバト」のオープンセミナー。

問題は、「キャリ婚」*という1年がかりの事業、そのベータ版ローンチが手術の翌日だということだ。

当日に私は何をするわけでもないが、リリースを拡散して女性会員と男性会員を募り、その後の男性会員面接*は、2週間お休みしなければならない。

何より、この事業の言い出しっぺで看板の一人でもある私がオープンと同時に「いきなりの乳ガン」とは、利用してくれるお客様の不安を煽ってしまうのではないかと判断。この件は直接迷惑をかける仕事仲間だけに留め、他はすべて「持病の手術で」という言い訳で調整をさせていただいた。

これで無事手術に臨める。

体調もすこぶる良い。

何より気持ちが良い。

新規事業も乳ガンプロジェクトもうまくいくという気がしてならない。

そして私の人生はいつも、やるべきことをやった後の「根拠なき自信」に支えられていると思い知る。

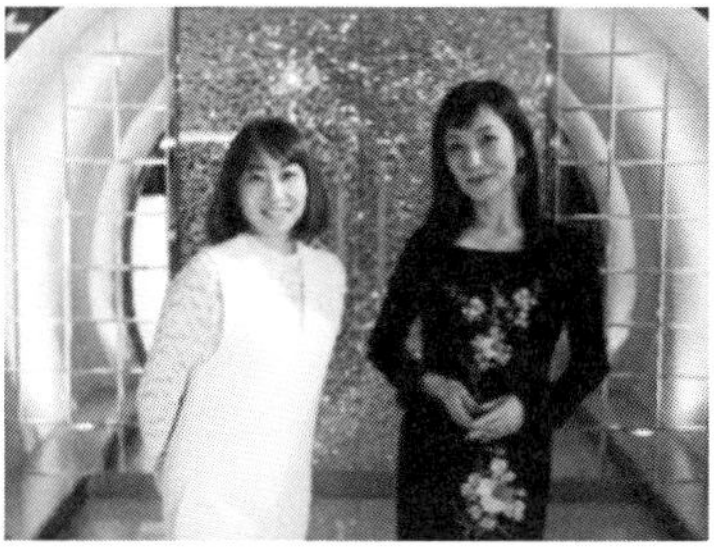

*共働き推奨、働く女性のための婚活サイト。
*キャリ婚は男性は無料だが、面接が義務づけられている。

Chapter 6

さよなら、おっぱい

11月6日(日)
入院日

なぜ手術2日前に入院しなければならないのか、解せなかった。

前日は検査や準備があると理解していても、もう1日余分に入院しなければいけないのが時間の無駄に思えて、これは交渉すべきだったなぁと後悔しながら、一人入院手続きを済ませる。

個室をリクエストしていたのは、私に協調性がないからという理由と、遅くまでパソコンも使うし、子どもたちも来るし、私と同室の人にはさぞや迷惑がかかるであろうと思ったからだ。

しかし、残念ながら個室は予約でいっぱいで、当日までキャンセルが出ることはなかった。

結局私は二人部屋の窓際のベッドになったのだが、廊下側のベッドはずっと空いているそうで、事実上個室になりほっと胸をなでおろす。

小さな荷物を適当にしまい、パジャマに着替えて検査を二、三こなすと、もうやることはなくなった。

ほら、やっぱり！　私は心の中で悪態をつく。あと1日半も私は何をしていればいいのだろう。

途方に暮れていたら、急に猛烈な睡魔に襲われる。経験したことがないような睡魔で、**一瞬、病院に一服盛られたのかと思う**。病院が私に一服盛る理由など一つもないし、注射も服薬もしていないので盛りようがないわけだが、あまりの眠気にそのまま倒れこむようにして眠った。

どれぐらい寝たのかわからないが、先生が様子を見にやってきた。しかし、

「元気です。問題ありません」とかろうじて話せた程度で、私はまだ眠くてたまらない。

子どもの頃から寝つきが悪く、眠りが浅かったし、睡眠時間が人より短かった。かといって、昼間に眠くなることなどほとんどない。25歳で起業してから、その傾向は更に顕著になっていったように思う。

会社の状態が良いときは興奮して眠れず、あれこれ戦略を考えながら更に興奮してしまって5時間以上の睡眠がとれなくなり、会社の状態が悪いときは2〜3時間で起きてしまうことがほとんど。**お酒を飲んでも酒に強いから簡単には眠くならない**し、悪いときは悪いことが続くもので、一つ解決してもまた問題が起きる。そうするとコンスタントに眠りの浅いショートスリーパーにならざるを得ない。

冷静に私の20年を振り返れば、若かったから、気力と体力があったから、何とかなってきただけだったということがわかる。

ガンは、遺伝子（DNA）のエラーによって引き起こされる病気と言われている。遺伝子が誤った情報を細胞に伝達してしまうために起こり得るミラクルであり、なぜ遺伝子がそんなにとち狂った司令官になってしまうのかは、遺伝も外的要因も諸説あるが、私には身に覚えがありすぎた。

私は昔から、自分の心や体を休ませることが本当に下手くそなのだ。**仕事も恋愛も結婚も、より興奮する方へ舵をとってきたアドレナリン・ジャンキー**。それが私だ。

私の遺伝子も細胞も、この20年さぞやお疲れになったことだろうと思うし、「そりゃあ、とち狂いもするわ」と理解する。

先生が私の病室を去ってからすぐに私は再び惰眠をむさぼった。

それにしても、このうたた寝みたいな、永遠に終わらないような睡魔ってなんて気持ちがいいのだろう。**「こんなの初めて♡」**だ。

仕事はすべて終わっているし、子どもたちがお腹を空かせることもない。今は手術に備えてここにいるだけの私でいいのだ。

後から後から襲われる睡魔に身をまかせて、私はこの20年を取り戻すかのように眠った。こんなに寝たのはいつ以来か、さっぱり記憶にないと思いながら。

次に起きたら夕食だったのだが、体は不思議な程元気になっていて、体力がみなぎるのを感じる。そして、手術前に入院する意味を深く理解したのだった。

家に居たら気持ちは安らぐが、結局私は仕事をしたり、子どもたちの面倒を見たり、夫を待って夜更かししたりしていたかもしれない。いや、確実にしていただろうと思う。

何もしない、何もできないこの病室にいるから、私はあんなにも眠れたのだ。手術まではたくさん食べて、ゆっくり眠ろう。そして、体力万全で手術に臨もう、と思う。

それが、この乳ガンプロジェクトの肝だと思うからだ。

それに気づくのがあまりにも遅かったが、今から強引に巻き返したいと思う。

待ってろよ！　手術。

11月8日（火）
さよなら、おっぱい

2日前に入院し、検査や診察を経て、やっと手術日を迎えることができた。手術日が決まってからというもの、痛みはないが、ガンのしこりはずっと感じていたので、**「こうなったら早く切ってしまいたい欲」**はムラムラと募るばかりだった。

だから、私はこの日を、ばたばたと忙しくしながらも待ち望んでいたのだ。

手術着のようなものを着た看護師さんがやってきて、私はストレッチャーに乗せられる。そして、手術室へ向かう長い廊下をからからと運ばれていくとき、「そう言えば」と不意に思う。

何を今更だが、右乳房と今日でお別れだということを急に思い出したのだ。乳首再建の場合、後日左も形が変わる可能性があるから、*こちらも近い将来お別れであるということも含めて。

*左の乳首を半分カットし、それを右に移植する手術を考えているため。

もうすぐ手術という段階にきてやっと、「おっぱいの思い出」がオートマチックな走馬灯のように私の脳裏を駆け巡る。

あれは小学4年生の頃、同級生より成長の早かった私はクラスで一人だけブラジャーをする羽目になってとても恥ずかしかったこと。当時「将来もの凄い巨乳になってしまうのではないか……」と本当に心配してたこと（**残念ながら杞憂に終わる**）。

小学5年生でチカンに胸をつかまれ「男もおっぱいも世界からなくなればいい！」と思っていたこと（**後日見つけて通報→逮捕**）。

年頃になったら「どうやら普通より小さいらしい」と気づき、**パッドなどの偽装に手を染めた**こと。大人になって貧乳好きの彼氏に「ちっぱい♡」（**失礼な！**）と喜ばれたりしたこと。

大型のエレベーターを降りた後、私を乗せたストレッチャーは手術室へ向かう扉をからからとくぐっていく。

そしてあれは長女が生まれたときのこと。陣痛から56時間たって途中で破水してしまい、生まれたばかりの長女は菌に感染してしまってすぐにＮＩＣＵに入った。

私は娘に会えず、翌日の初授乳に備えて看護師さんによるおっぱいマッサージを受けたのだが、これがもう痛くて痛くて。それなのにまったく母乳が出なくて。「一晩中練習してください」と看護師さんにきつく言われ、私は暗闇の中で一人、痛がりながら自分のおっぱいを揉んで揉んで揉みまくった。「いったい私は何をしてるんだ……」と途方に暮れながら。しかし私のがんばりは報われず、母乳は滲む程度でさっぱり出ないのだった。

そして次の日、キャップを被り無菌室に入る格好をさせられ、ＮＩＣＵのケースから出された娘を初めてこの手で抱っこしたその途端、私の両方のおっぱいからあんなに出なかった母乳が滝のように滴り落ちたのだった。

あまりのことにびっくりして娘を抱いたまま棒立ちしていると、受け皿のない母乳はスモックをつたい足首まで到達していた。それは「実物を見るまでは稼働

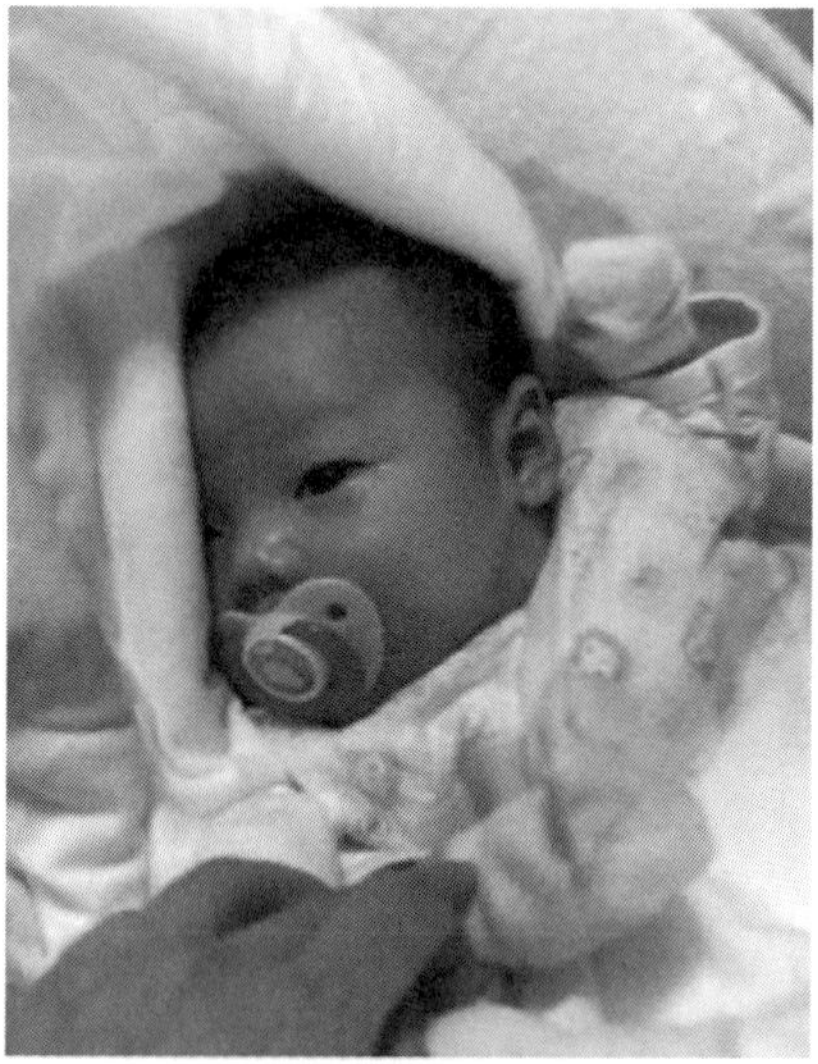

長女誕生。この顔を見るや母乳が滴り落ちた。

しませんよ！」と、ストライキを起こしていたおっぱいが、赤子の存在確認後フル稼働し始めた瞬間だった。

これは哺乳類、霊長類ヒト科の機能の一つなのかもしれないが、私にはおっぱいに意思があるように感じられたものだ。

同時に、お腹から出した後も、娘との絆をおっぱいがつないでくれているようにも思った。

目が見えないのに乳首を捉えて、一心不乱に私のおっぱいを吸う娘を見て、この世にこんなに愛しい生き物がいるんだ、と感動したのはもう12年も前だ。

次女が生まれたのは私が40歳のときだったので稼働するか心配だったが、次女の泣き声を聞くと胸がちがちに張りまくり、飲ませると萎むという呼応関係は健在だった。

仕事に行く前の日には母乳を哺乳瓶に搾り出して冷凍するのだが、**その姿はまるで乳牛のよう**で、夫と長女と毎晩笑いあったものだ。

そして、次女は私の母乳をたらふく飲んで、ガリガリに生まれたにもかかわらず3カ月でぷくぷくに太った。

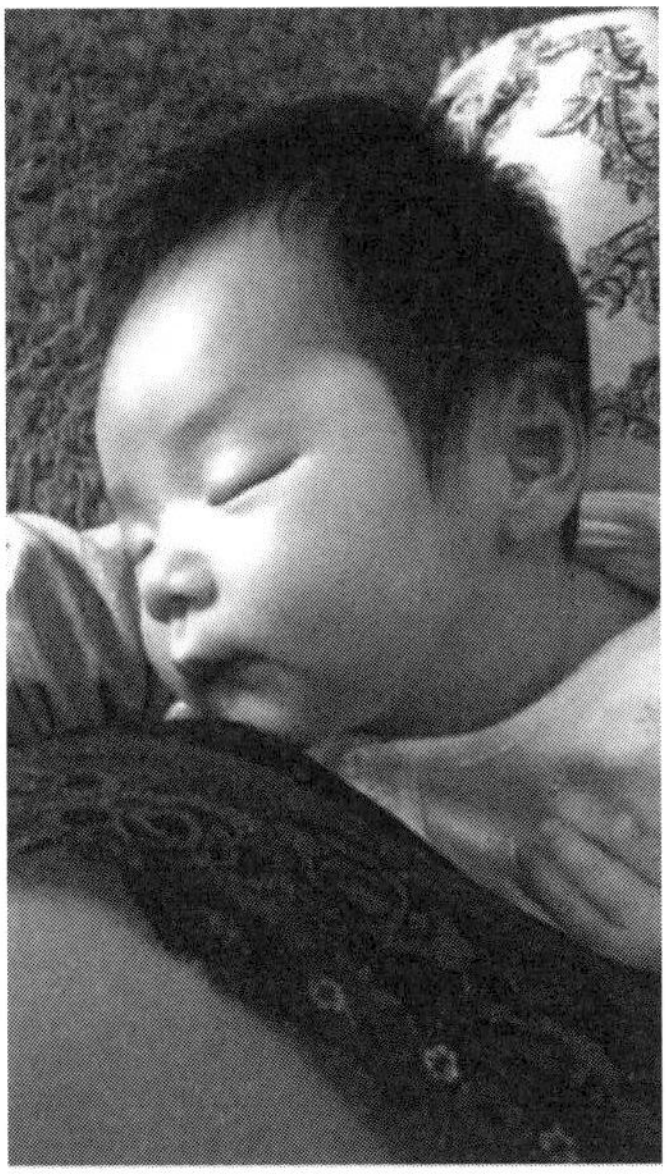
次女誕生直後。おっぱいは無事に稼働した。

いつの間にか景色は一変し、メタリックな感じの部屋に着いた。

ここが手術室か、と思っていると、

「気分はいかがですか？　これから全身麻酔をします。

念のため、お名前をフルネームで教えてください」

と、先生に話しかけられた。看護師さんも慌ただしく色々準備をしている。

私は、

「川崎貴子です。絶好調です。よろしくお願いします」

と、例のごとく低く太い声で答える。

おっぱいに関してはガンになったのだから切り捨てるのが当たり前だと思っていたし、それこそ今更なんの未練もない。

ただ、「私のおっぱい、結構がんばってきたんだな」と最後の最後にその健気な活躍ぶりを、私だけは讃えてやりたいような気持ちが急に芽生えた。

おっぱいなんて、ただの私の肉体の一部だ。

だけど、悲喜こもごもありながら、なんて思い出深い私の一部であったことだろう。

小さかったけどおっぱいがあって良かった。

色々あったけど女に生まれてよかった。

「ありがとう。お疲れさま」と、擬人化したおっぱいをねぎらった途端、目の奥が少し熱くなって、そのまま私の意識は順調に遠のいていった。

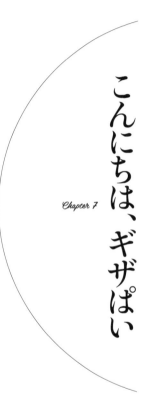

こんにちは、ギザぱい

Chapter 7

11月9日(水)
術後翌日

体中が痛くて起床。

ここは病院で、昨晩手術をして右乳房を切ったことを痛みで思い出す。傷口も痛ければ、両乳房をさらしのように留めている巨大なテープや、**変なチューブが体に刺さっていて**なんだか痛い。

おまけに、同じ体勢で寝続けていたせいで首も肩も腰も痛い。

手術前に説明された話だと「痛み止めを我慢するな」とのことだったので、躊躊なくぱかぱかーっと飲んだら次第に痛みは軽くなってきた。

痛みがやわらいだのでちょっと動いてみたら、起きられることが判明。早速持ち込んだノートパソコンを開いてＳＮＳにログインしたりする。

ＳＮＳの中では不思議なもので、私はいつものようにオフィスか家で作業しているかのように見える。乳ガンになったことは殆どの人に内緒にしていたので、普段通り友人たちにコメントし、コミュニティで質問に答えながら、「ふふふ。まさか私が今、病院でこれを書いているとは誰も思うまい」と、ふと思う。

更には、「まさか私が今、片乳でこれを書いているとは誰も思うまい」という歪んだ楽しみにしばし耽溺《たんでき》する。**手術の副作用で性格がいびつになってしまったのであろうか？**

それはさておき、今日は長年温めてきた新規事業「キャリ婚」のベータ版ローンチの日であった。執事と連絡をとりながらアップをすると、たくさんの友人たちがシェアをしてくれた。

結果、女性会員の申し込み100名限定枠が瞬く間に埋まっていく。婚活勉強会「魔女のサバト」の女性たちや私に相談に来る女性たちが、安心して婚活できる場をつくりたいと思って立ち上げた事業だったが、多くの友人たちが応援してくれて、たくさんの働く女性たちが共感してくれて、素晴らしいスタートが切れたことにあちこちの痛みがふっとぶ。**これだから事業というものはやめられない。**

また、手術が昨日で、今日じゃなくて本当に良かった。やっぱり私はついているなぁと、病室から見える良く晴れた空を見て思う。

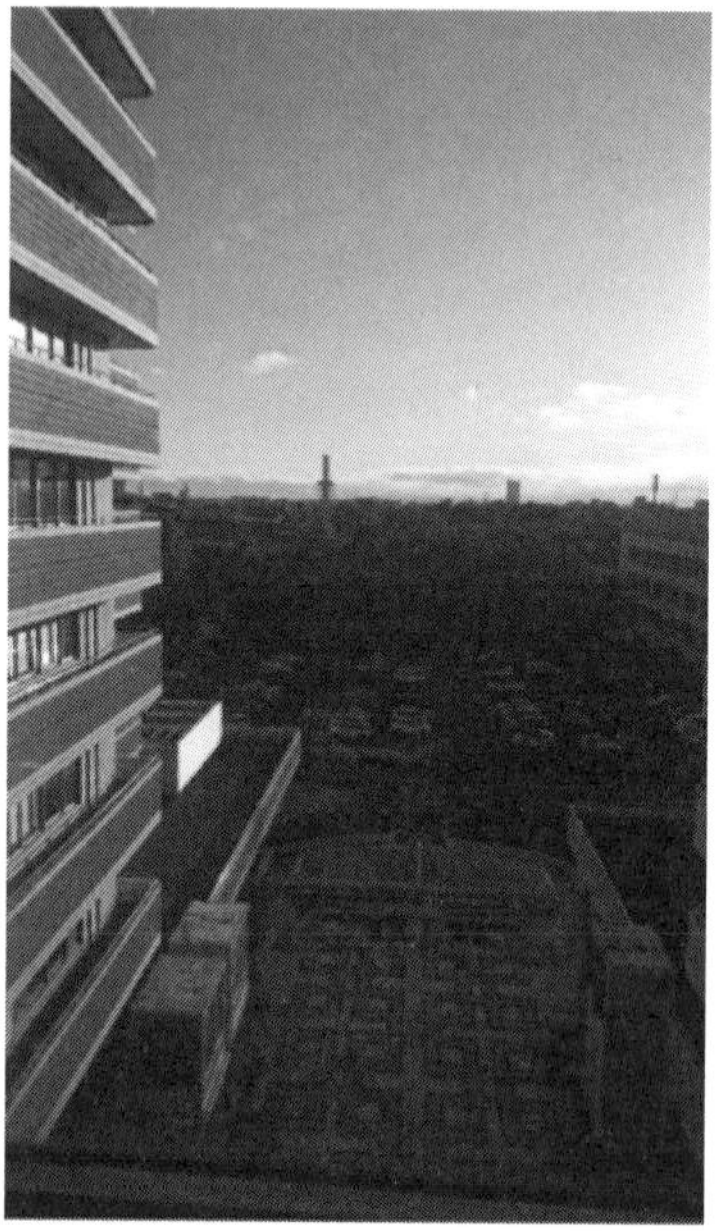

手術の成功と新しい事業のスタートを
祝福してくれるかのような空。

一人で機嫌良くにやついていると先生が回診にやってきた。既に起きだしてパソコンをいじっている私を見た先生は一瞬とがめるような顔をしたが、

「元気そうですね。それでは傷口を見せてください」

と、少し呆れたように言って怒りはしなかった。

先生が私の乳房にがっつり張られていたテープを剥がす。

私としても、**ニューおっぱいとの嬉し恥ずかし初対面**だ。


確かに、私の右乳房はだいぶ小ぶりながら膨らみはあった。

が、乳首がない。

そして、辻斬りにあったような太い傷が、脇の下から右おっぱいを横断する形で赤黒くうねっている。切りたてフレッシュな傷はまるで生き物のようでおどろおどろしく、傷のないところもあちこち内出血しており、ニューおっぱい初対面の感想としては「これはちょっと……娘たちに当分見せられないな」である。きっとショックを与えてしまうに違いないから。

先生は、乳首にも浸潤《しんじゅん》が見られたため切除したこと、リンパを開いたが転移は見られなかったこと、傷口は徐々に綺麗になっていくこと、右乳房を半年間かけて再建し、その後乳首の再建に取り掛かることなどを説明してくれた。

……そうであった。

このギザギザなおっぱい（略してギザぱい）は、今誕生したばかりなのだ。赤ちゃんだってしわくちゃで赤黒く生まれ、つるんとした形状からは程遠かったではないか。と、私は思い直す。

先生が帰った後、気を取り直した私は「そうだ！　ギザぱいの写真を撮っておこう！」と立ち上がる。

病室で一人、**44歳の女が半裸で自分のおっぱいを自撮りしている姿**がたまらなく痛々しいわけだが、この際致し方なし。誰に見せるでもないが、生まれたての右乳房、そのスタート地点を記録せねばならないという「新生児の親のような使命感」に後押しされ、私は決行したのだった。

11月11日（金）

お金のこと

術後3日目にもなると痛みもほとんどなく、普通に原稿を書いたり仕事ができるようになった。**これで私もいっぱしのノマドワーカーである**（病院だが）。

合間に、今回の手術に関係する保険の資料を整理する。

改めて資料を読むと、私はガンにかかったことによって図らずも、**完全に儲ってしまっていた**。

私が入っていたガン保険は、手術費用そのものと入院費が出るもの。そして、もう一つは生命保険なのだが、**ガンと診断されたときに、まとまったお金がもらえる保険**にも入っていたのだ。

高額療養費制度*も利用する予定で、2013年より乳房再建にも健康保険が適用されるので、この後化学療法を何年やってもだいぶお釣りがくることになる。

おまけに、ガンになったから保険料の払い込みが免除となる。

*公的医療保険における制度の一つで、医療機関や薬局の窓口で支払った額が、同一月（月の初めから終わりまで）で一定額を超えた場合に、その超えた金額を支給する国の制度。

何だろう。

不謹慎ながら、**ギャンブルに勝ってしまったようなこの爽快感**は。

この三つの保険に入ったのはリーマンショックの時期で、毎日取引先が倒産し、会社が危なかったときだったため、私に収入はなかった。無収入だったくせに、赤か黒かのルーレットに渾身のBETを決め込んだのだ。そのときの私が、どれだけガンになる気満々だったかがうかがえるわけだが、**結果オーライ、ビバ！転ばぬ先の杖！**

病室にいると暇すぎたり、苦しそうな人を見たりして気分が落ち込みがちだが、「そうだ！　退院したら豪遊旅行でもしよう！」と思い立ったらワクワクしてくる。

ガン患者といえば湯治である。私は温泉で豪遊しようと目論んでウキウキと検索し始めた。

おっぱいを切ってこんなに楽しい気持ちになれるのは保険のおかげである。改めて、あんな大不況時にガン保険を勧めてくれた友人二人に感謝したい。

その友人のうちの一人が今日は病院にお見舞いに来てくれた。入院前から何かと動いてくれていたのだが、正確な数字とお見舞いを持ってきてくれたのだ。

「相変わらず損して得とるね。ほんと凄いわ（笑）」

と、彼は笑っていた。そして、「また、深みが出るね。このこと、書くんでしょ？」と。

15年来の友人にはバレていた。もう書き始めてるし、web媒体と連載の約束もとりつけてあると言うと、「役目ってあるよね」と、言ってくれて、その言葉に私はやっと、この一連の「乳ガンプロジェクト」が生まれた意味を見出すことができるのだった。

Chapter 8

病気が教えてくれたこと

11月12日(土)

おっぱいを垂れさせる問題

入院5日目ともなると検査もなく暇である。

傷口はまだ痛いし右肩もさっぱり上がらないのであるが、先生から動いてよいと言われているので、私は**病院中を認知症レベルに徘徊している**。

とはいえ、体と排液バッグがチューブでつながれているので、パジャマ姿で、点滴ラックと一緒にカラカラと動き回るしかない。

最初の頃は歩くのと点滴ラックを押すタイミングが悪くて躓《つまず》きそうになったりしたものだが、今では息もぴったり合って**ラックとタンゴすら踊れそう**である。慣れってすごい。

慣れと言えば、私の右おっぱい（ギザぱい）は今、エキスパンダーという水風船みたいなものが右大胸筋の下に入っている状態だ。そこに生理食塩水を定期的に注入して皮膚を伸ばしていくらしいのだが、このパンパンに詰まったギザぱいの様子が凄い。**10代か！　と言う程の張りと、岩か！　と言う程の硬さを誇り、お椀型に上を向いている**ので、授乳経験のある「44年物の左おっぱい」との差が激しく違和感満載である。

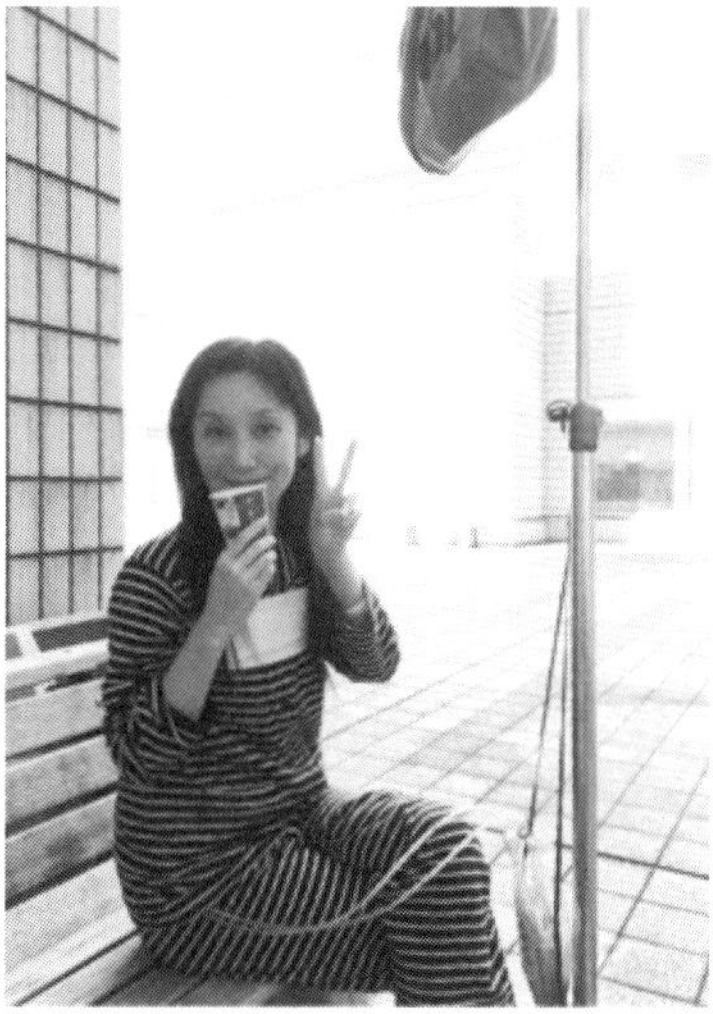
点滴ラックと一服休憩中。

正式なシリコンを入れるまで半年ぐらいかかると聞いているが、

これにも次第に慣れていくものなのであろうか？

さっきは形成の先生が私の両おっぱいの写真を撮りに来たが、

「サイズの問題もあり、胸を張らせるのは簡単なんですけど、**垂れさせるって難しいんです……**」

と、深刻な顔で不吉なことをつぶやいて出ていった。

なんか、私の左おっぱいがさりげなくディスられてる？　とも思ったが、先生はいかに左おっぱいに似せるかを思案しているようだったのでこれもありがたきことと思い、その哀愁漂う背中に「がんばって！」と無言のエールを送っておいた。

ほんとに先生、頼みますよ！

11月13日(日)

最強助っ人の降臨

入院前に夫とばーばと話しあったところ、私の入院中、家のことは何とかまわるものの、子どもをたびたび面会に連れて行く手が足りないということに気づく。長女は来たいときに一人でも来ることができるが、問題は次女（4歳）の方。保育園の先生曰く、最近表情が暗く「こんど、ママがにゅういんしちゃうの」と、時々泣き出したりするというからケアが必要だった。

そこに、「貴子さん！　私にまかせて！」と、**最強助っ人の義母様が降臨**。医療系大学で教鞭をとる義母が仕事を調整してくれて、次女を面会時間内に運んでくれることになった。乳ガンになったと知らせたときも、「貴子さん、生存率を見ても乳ガンで良かったわ！　私も色々調べるからがんばりましょうね！」

と、明るく前向きに受け止めてくれた義母。

いつだって、起きてしまったことをとやかく言わず、「じゃあ、何をするべきか？」と、考えて行動を起こす義母が私は大好きだ。

夫と結婚したことで、この義母と、果てしなく優しい義父と家族になれたことは、私にとって、そして長女にとっても最大の幸運だった。

いつか義母が働けなくなったとき、今度は私がちゃんとフォローできるように、私はますます長患い&死んでる場合ではない。完治へ向けての乳ガンプロジェクト遂行に再びメラメラと闘志を燃やしたのだった。

そして本日、早速義母が次女を連れてきてくれた。

私が入院している病棟はお年寄り率&重病率が高いせいか、「ママー!」と言いながら、転がるように部屋に入ってきた次女の生命力がひと際眩しい。

4日ぶりに会った次女を強く抱きしめると春の日向のような匂いがして、それはいつまでもいつまでも嗅いでいたい匂いで、私がこの子の母親であるという幸せをくっきりと自覚させてくれるのだった。

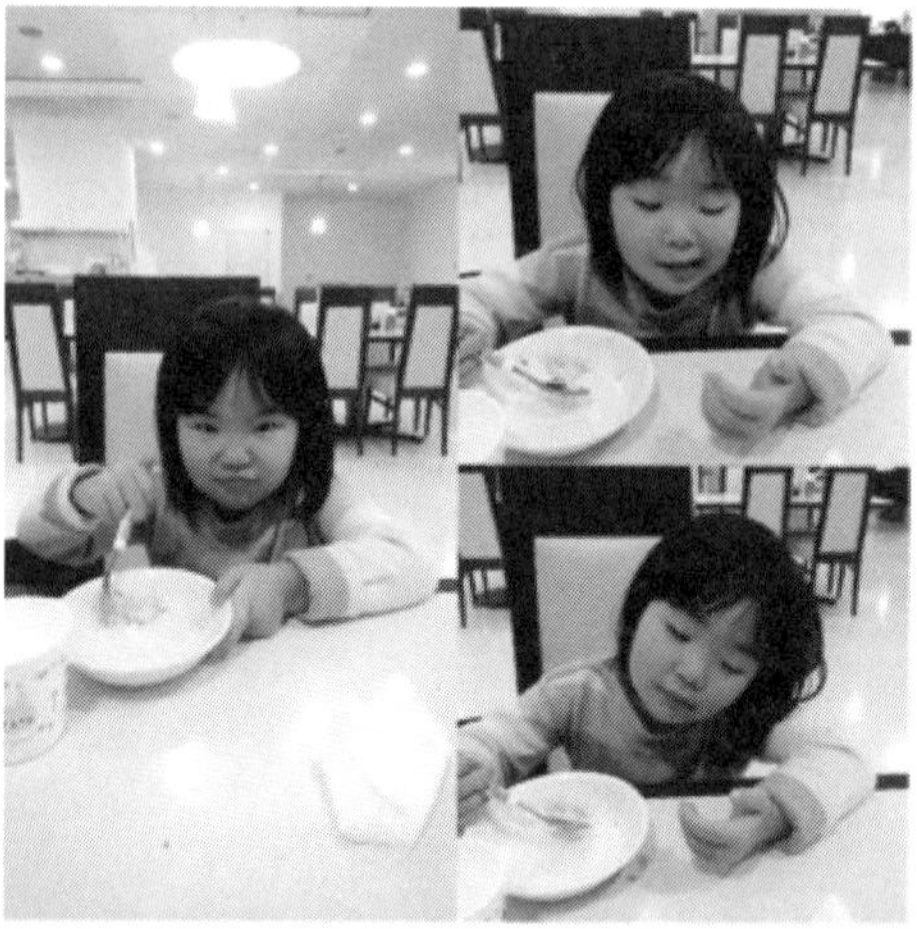

おしゃべりがとまらない次女。
悪い人がお金を数えているところ、という芸を見せてくれた。

前に病院に入院したのはこの子を産んだときで、そのときの次女は生きているのが不思議な程小さく、心もとない存在だったことを思い出す。

その子が今やこんなに大きくなって、今日の保育園の話をしてくれたり、お姉ちゃんがばーばに怒られたことを**「ないしょだけど〜」と言いながら告げ口**したり、終始おどけたりしている。

帰り際、「ママ、ぎゅーして」と、何度もせがまれ何度もぎゅーをした。右手でタッチして、左手でタッチしても帰らないので、右足同士や左足同士もタッチして、それでも儀式は終わらず次女は帰ろうとしないのだった。

「明後日も来れるからね」

と義母に促され、いよいよ帰らなければならなくなって最後にぎゅーをしたとき、私の耳元で、

「ママ、だいすき。はやくかえってきてね」

と、次女は小さな小さな声で言った。そして、

「それがいちばんいいたかったことなの」

と、まっすぐに私を見ながら涙ぐんでそう言うのだった。

私は子どもの頃から個人主義的で付き合いが悪く、べたべたしたり、協力し合ったりというのが大そう苦手なタイプだった。そして、結婚しようと子どもを持とうと、うっすらそれを携えて生きてきてしまった感がある。長女は0歳1カ月でベビーシッターに預け、次女も1カ月授乳後には夫に育児を任せて仕事に復帰したし、二人の娘には私が生きる背中を見せればいいと、どこかで強引に割り切ってそれを当たり前にしていた。

よって、失敗を数々やらかしても「私の自業自得」であり、家族に対しても私が責任をもってリカバリーすればいいと思って、その都度「当たり前に」立ち上がってきた。

しかし、ガンだけは違った。

自分が死ぬかもしれないと人生で初めて思って、これだけはリカバリー不可能だと、子どもたちの泣き顔や夫の憔悴する姿を想像し、それこそ人生で初めて肝を冷やした。

同時に当たり前の日常が、死ぬことなんて思いもしない毎日がどれだけ貴重で、どれだけ素晴らしい日々だったかを思い知るのだった。

名残惜しそうに何度も手を振り、出口へ向かう次女を見ながら、神も仏も信じてこなかった私は、この際神でも仏でもいい、誰かに、何かに、感謝をしたくてたまらなくなった。

そして、これが「ギフト」（ガンになったから得られたもの）なのかもしれないと思う。

本物の右おっぱいはなくなったけれど、今生きていることに比べたらそれはなんて些細なことであろうか。

生きていれば「取り返しのつかないこと」なんてないのだ。おっぱいだってつくれるし、何より家族への接し方や働き方、人の愛し方すらも、この有限な人生期間において今からいくらでも進化できるはずだと思う。

私がガン告知を受けたときの「絶望」が、術後の今は「希望」に変わっているし、赤ちゃんだった次女は言葉で愛を伝えられるほど劇的に成長した。

人間は思うよりずっとたくましいということを、ガンはまざまざと私に、かなりの荒療治で教えてくれたことになる。

ドアが閉まる最後まで、次女は手を振っていた。

ひらひらと出口に消えゆく次女の小さな手は、私の「生きる希望」そのものだった。

Chapter 9

術後の治療方針かたまる

11月14日(月)

生理が止まる!?

普段は面会時間に間に合わないので来れなかった夫が、次女を連れてやってきた。長女はあることで私に怒られたため、一緒には来なかったようだ。

「明日、一人で謝りに行く」という伝言を受け取る。

はぁ～。**子育ての茨道は続くよ、どこまでも。**入院中であろうと、乳ガンになろうと。

先生から外出許可が出たので、排液バッグを首から下げて久しぶりに外出着に着替え、三人で病院前の公園へ出かけた。

子豚公園という名の小さな公園で、子豚のようにまんまるな次女が遊ぶのを平和に眺める。秋の澄み切った空気が香しく、燃えるような紅葉が目に美しい。見るものすべてが細胞レベルでもキラキラしているように感じるのは、「しばらく病院から出られなかったから」という理由だけではあるまい。


昔、「どうして人を殺してはいけないのか？」という若者の質問に、ある作家がこう答えていた。

「人間の赤ちゃんというのは、放っておけば死んでしまう生き物である。だから、今生きているすべての人は、かつて誰かに24時間体制で養育された過去がある。ある人は責任を持って、ある人は希望を持って、ある人は愛をもって、目の前の赤ちゃんを必死に世話をしたから今、皆が生きている。生かされたのだ。だから、軽んじてよい人も命もない」

それを読んだときも大いに納得したものだが、二人の赤子の世話をそれこそ24時間体制で経験した後は、DNAに刻まれる勢いで腹落ちした。

そして、私も今、自分が**「再度生かされた」**のだと思っている。

長い間、傲慢にも「自分ががんばれば全部うまくいくはずだ」と気炎を上げて暴走してきたが、次女にガンを見つけてもらい、仕事関係者にフォローしてもらって入院することができて、外科、麻酔、形成の先生に手術、処置をしてもらい、毎日看護師さんのケアを受け、家族親族に助けられ、今、私は生きている。

手術を受けるまで、気持ちの上ではずっと死の淵を歩いているような感じだった。ガンになったとわかったら、自分にできることなんて何一つなかったからだ。

でも、空が、木が、葉が、人が、まばゆい程美しい理由がわかって、思わず**「ウオーター！」**と叫びたくなる（自制した）。

これからは、多くの人の手を借りて生かされた「ニュー川崎貴子」として第二の人生を大切に過ごしてゆきたいと、人生で一番きれいな秋の空を見て思う。

病室に戻ると病人を差し置いて、遊び疲れた次女と、仕事プラス家事育児に疲れ切っている夫に**ベッドを占領される。**

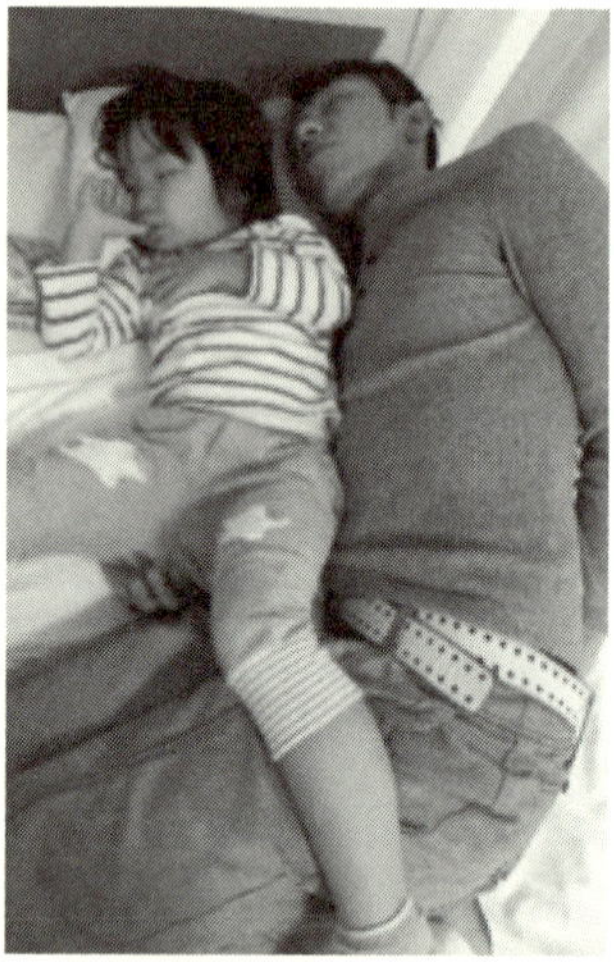

病人のベッドでぐっすり眠る二人。

私の不在で夫の負担が大きくなっているのは容易に想像がつく。

我が家はまだおばーちゃんズがいるので何とかまわせているが、核家族の夫婦どちらかが長期入院になったらどうなるのだろうか？　夫が倒れても、妻が倒れても、途端に通常運転はできなくなる。単身者だって同じだ。

私たちの毎日は「健康である」という大前提ありきで、結構ぎりぎりにあらゆる設定が成されているし、「もし自分が病気になったら」という対策は、忙しさにかまけて不十分になりがちだ。

保険こそ入っていたものの、「病気になんかなるわけない」とずっと思って飛ばしてきた私は今回乳ガンになり、家族中に迷惑をかけてやっとわかった。保険や貯金、頼れる友人や親族、いざとなったときのセーフティネットをつくっておく大切さを。

夫と次女が帰ってそろそろ消灯という時間に、私の外科担当の先生がふらりと病室にやってきた。
「パソコンがある部屋に今から一緒に来てもらっていいですか？」と言われ、暗い病院内をカラカラと先生について行く。

普段は大行列の外来患者をさばき、合間に手術を行い、更には術後の患者をマメに回診しているこの先生は、いったいいつ休んでいるんだろうと先生の背中を見ながら思う。

先生はどっからどう見ても「お爺さん先生」なのだが、**どうやら本当はずーっとお若いらしい**（ある看護師さん談）。先生の激務がしのばれるアメージングな後ろ姿にしばし思考が停止する。

「手術で取り出したガンの、病理検査の結果が出ました」

と、先生は言った。

パソコン画面に映っていたのは、私の慣れ親しんだ右おっぱいの断面図。色々な角度からスライスされた乳首に、禍々しい紫色の何かが付着している。

「これがガンで、乳首まで浸潤していたため、今回の手術で乳首ごと摘出しました。そして、リンパの転移はこの通り見られませんでした。ステージは1の後半から2というところでしょう。比較的早期発見でした」

先生は画面を指さしながら、淡々と説明してくれた。

「病理検査の結果、転移しやすいガンであることは変わらなかったので、再発確率を下げるために、退院後からホルモン治療を行いたいと思います」

ホルモン治療……手術すれば済むと思っていたのだが、それは甘い算段であった。

抗ガン剤治療程の副作用はないものの、ホルモン治療中（特に閉経前）の経験者たちの手記はいくつか読んでいて結構皆さん大変そうだったので、「**これまためんどくさいことになったな**」と思う。

先生に具体的な副作用を聞くと、生理を人工的に止めるので、いわゆる更年期の症状（イライラや大量の発汗、めまいなど）や、女性ホルモンが失われるため髪や肌の潤いがなくなることや、妊娠が不可能になり、体重が増加すること、などの症例をつらつらと教えてもらった。

「要約すると、終始イライラしてる汗かきの、カサカサでパサパサの太ったおじさんになる、というイメージで間違いないでしょうか？」

と、質問すると、先生は慌てたように、

「あくまでも人によってであり、症状が出ない人もいるし、全部出る人もいます」

という、なんとも参考にならない回答を。

年齢が年齢なので、生理が止まることも妊娠の可能性が絶たれることもまったく問題ないが、ただでさえ、今でさえ、肌も髪もパサパサカサカサな私が更に乾燥したり太ったりって……**神様、それはあまりにもあんまりではありませんか？**

おまけにただでさえ、今でさえ短気なおばさんなのに、突如押し寄せる更年期の、荒ぶるイライラパワーを果たして鎮められるものか、まったく自信がない。

突然不良に絡んだり、盗んだバイクで走りだしたりしそうで今から大いに不安である。

何より我が家には、これから思春期に突入するめんどくさい女がもう一人いるのだ。**思春期VS更年期の仁義なき戦い**により、我が家の市民（夫や次女）をも抗争に巻き込んでしまいそうである。

とにかく、ホルモン治療をするかどうかは、私の体内女性ホルモンが「通常値であったなら」の話である。

中小企業経営者としておじさんくさいことばかりに脳みそを使った20年。

一家の大黒柱として父性に磨きをかけてきた10年。

実感値としては「**この俺のどこに女性ホルモンが？**」という感じだが、退院したら検査をして、その結果に従うまでだ。

検査まであと1カ月——**震えて待て、私。**

Chapter 10

長生きを決意する

11月15日(火)
娑婆の空気を感じて喜ぶ

国立だし、個室とれなかったし、食事に関してはまったく期待していなかったが、あんまりな食事が出て「囚人か！」と朝から一人爆笑する。

一人で笑っていてはもったいないと、盟友の金沢悦子に「今日の病人食です」と写真を送ると、「そんな食事じゃ精がつかない！」と怒り心頭で鰻弁当を買ってきてくれた。

彼女の夫と土屋美樹と四人、病院の待合室でもりもりもりもりもり鰻を食べる。生

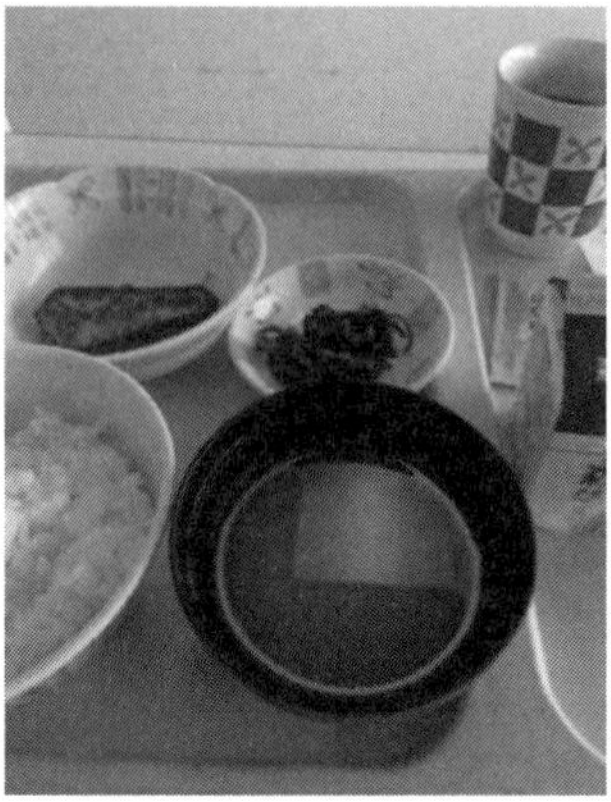

さすが国立病院! な食事。

産的なことは何もしていないが、**病院をいつも徘徊している**ため、お腹は減るのだ。

アルコールを断って1週間、甘いものは苦手なので、病人生活は味気ないものよと思っていたけれど、三人のお陰で一転晴れやかな気持ちになる。

子どもができてからの私は、普段一人で食事する習慣がほとんどない。だから、鰻弁当そのものももちろん美味しかったのだが、大好きな三人とのわいわいした食事が何より嬉しかったんだと思う。

夜は執事と新規事業関連の数名がお見舞いに来てくれた。

仕事仲間とは言え、40歳を過ぎて「パジャマ&すっぴん姿」を人様にこんなにも晒《さら》すことになろうとは。ガンになるということは、予期できないようなさまざまな覚悟がいるものである。**見せられる側にも相当の胆力が必要ではあるが。**

執事の手にはお見舞いの品と、なぜかたくさんの事業計画書の束が携えられていた。誠に残念ながら、「病室と事業計画書とガン患者」が「部屋とワイシャツと私」のようには素敵にマッチしないし、ほのぼのもしない。

ただ、仕事に飢えていた私にとって数字の羅列されているそれは、娑婆の空気そのものだった。

私は仕事好きだが、普段から「仕事をしたくてしたくてたまらない」わけではない。でも、こうやって自由に動けなくなって、降ってわいた余暇に飽き飽きしてみると、仕事のありがたみがしみじみとわかる。

それにしても、2週間もあけたので執事をはじめ仕事の仲間たちには随分と迷惑をかけてしまった。早く良くなって挽回せねばと気だけが焦るが、これでまた無理をして再発したら目も当てられない。私はニュー川崎貴子になったのだから、甘えるところは甘えて、私がピンポイントで、絶対に必要な場面でちゃんと結果を出し、「社会に必要とされる仕事」を仲間と実現していきたいと思う。

ガンになって大人になったなぁ、私（笑）。

11月16日（水）

娘の背中がただ眩しかった

夕方になると、学校を終えた長女が一人で謝りにやってきた。本当は昨日の約束だったのだが、「色々考えて今日にした」と長女は言った。

小さな頃から好奇心旺盛で、自分のやりたいことが常にいっぱいある長女は、小学6年生になると嘘が巧妙になり、他人や家族に迷惑をかけてでも力業でそれを実現しようとするようになった。

特に私が不在のとき、**鬼のいぬ間に果たしたい野望が数えきれないほどある**長女は結局、今回家族中に迷惑をかけることになり、私に電話で怒られ、謝罪に来たのだ。

一応神妙にしているものの、十分に反省していないことは表情を見るだけでわかるし、謝ってもすぐに忘れてしまうということも経験上よくわかっている。

二人で食堂に行き、本当は何を考えているのかを聞き、私自身冷静にならなければと何度も思う。

私が冷静にならなければいけないのは、「彼女の今の状態をフラットに見なければならない」からで、「彼女自身の問題として向き合わなければならない」からだ。

私はこんなとき、いつも、どうしても、脳裏で元夫のことを思い出してしまう。長女はそのバイタリティも欲望もごまかし方も、謝っている表情まで、元夫にそっくりだからだ。

彼女の生物学上の父親は、それはそれは好奇心の塊のようなベンチャー経営者で、人に好かれて才能に恵まれていた一方で、一度でも興味を持ったものは妻や会社のナンバー2がどんなに止めても我慢できない傾向があった。

39歳の若さで突然死してしまったのだが、葬式に来てくれた友人たちはみな、「彼はやりたいことをやって悔いはないはずだよ」と口々に言った。

それぐらいのびのびとやりたい放題だったわけだが、「悔いはない」に関しては、彼の本当のところはわからないと私は訝《いぶか》ったものだ。

特に、彼の両親が葬式で泣き崩れる姿を見たとき、正視できないぐらい彼の後悔を思った。まだ4歳だった長女も泣いていた。
元妻だった私がどうして止められなかったのか？　いつ？　何を止めたら彼が死なかったのかわからないぐらい原因は無数にある気がしたが、彼が後悔なく死んでいったとは到底思えないのだった。

彼と長女の気質がとても似ているからと言って、彼と長女は別の人間である。彼女が剛腕に自分の好奇心を何としても満たそうとするのは個性であり、周囲が見えなくなるのはまだ子どもだからであり、親の言うことを聞きたくないのは思春期だからかもしれない。そのままいったとて、若くして早死にする可能性が高まるわけでもない。
ただ、どうしても私には彼の、まだ若かった死に顔がべっとりとこびりついてしまっていて、このように問題が起きると自分をフラットにするために時間を要してしまうのだ。

「ママはどうして私のことがわかるの？」

と、長女は言った。

正直なところ、長女がもっと大きくなったら、わからないことだらけになるだろうと思う。

だから、今しかないのだ。そんなに高いところで、そんなに足場が悪いところでふざけていたら落ちてしまうということを。信頼を紡いでいかないと、「そこは危険だ」と誰も教えてくれなくなることを。私が彼に言ってあげられなかったことを、長女が大人になる前にちゃんと伝えなければならないのだ。

と、また考えが飛躍してしまい、自分を平常心に戻す。

何度も感情を行ったり来たりさせながら多くの言葉を飲み込んで、

「それは、お母さんだからよ」

と、だけ、長女に言った。

それを聞くと、長女ははにかんだように笑う。そんな顔は2歳の頃と変わらないのに、彼女は今、目いっぱい「大人」になろうとしているのだ。

本当の大人になるまでは、「ダメなものはダメ」だ。

ただ、それ以外は、私は母親としてやるべきことをやり、あとは偏見を捨て、愛をもって見守るしかできない。

「ママ」

別れ際、長女は私に手を伸ばした。弾力のある体を抱きしめると、いつの間にこんなに大きくなったのだろう、と思う。そして、

「じゃね、ママ」

と、明るく踵を返す長女は、多分**さっき反省したことをもう忘れている**。

でもまぁ、これも長女の個性なのだ。


長女よ、たくましく、自分の力で人生を切り開く女になってくれ。

ママはガンになったけど、キミが大人になるまでは絶対に生きるから。

助けが必要なときにママはちゃんとキミの傍にいるから。

安心して、好奇心の枝を、縦横無尽に伸ばしてゆくがよい。

しっかりした足取りで長女はバスに乗り込んだ。

その後ろ姿は、元夫でも産んだ私でもない「一人の独立した他者である」と雄弁に語っている。

新芽が一斉に芽吹いていているような背中が、母にはただ眩しかった。

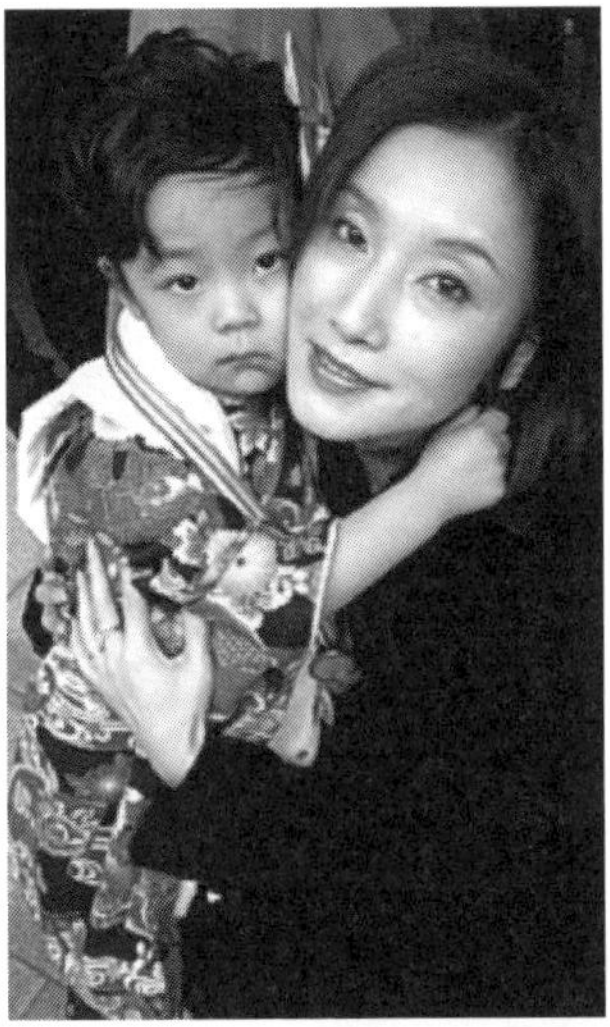

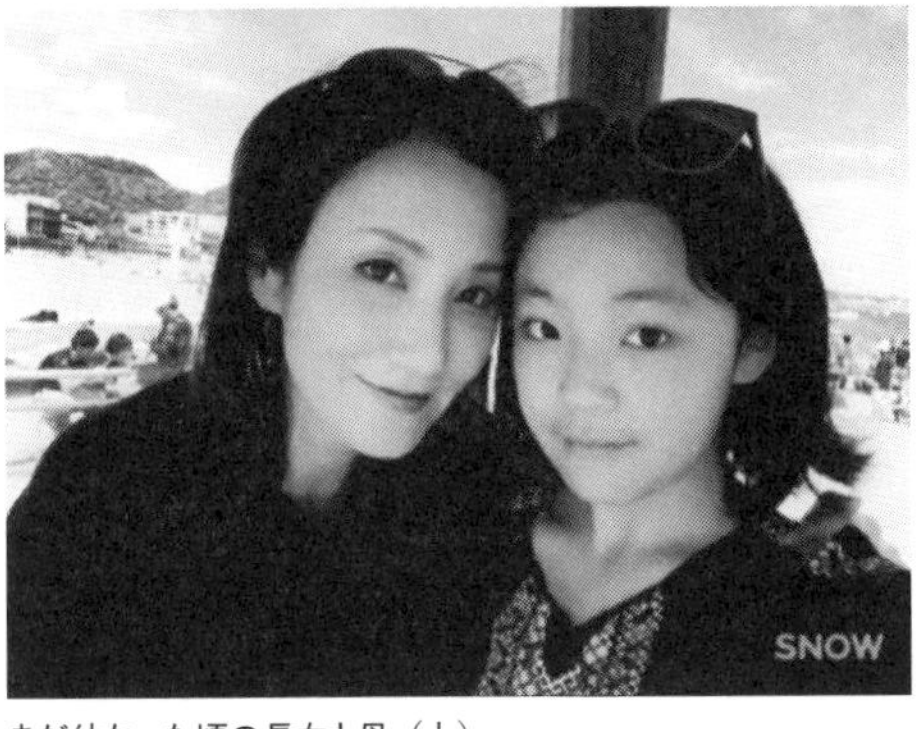

まだ幼かった頃の長女と母。（上）
現在の長女と母。（下）

11月17日(木)

妹がお見舞いにきてくれる

今日、もしかしたら退院できるかもしれないという話もあったのだが、結局退院できなかった。

手術後の組織から出る排液と、出血が止まるまではこの病院を出られないらしい。がっかりだ。**もっと気合入れて出でよ、My排液&血液!**

入院生活は本当にやることがない。何より、体中がかゆい。傷口を留めている強力なテープに肌がかぶれているからなのだが、シャワーを浴びてそれらをごし洗えないのが一番の原因だ。

体拭きシートでは落とせない強力な接着剤が、**私の、もう油分の少ないカサカサ肌をここぞとばかりに攻撃してくる**。シャンプー台があるので髪の毛は洗っているのだが、シャワーを浴びたのはもう9日も前。家に帰って早くお風呂に入りたいと、切に切に願う。

午後には妹が来てくれた。

子どもの頃から仲良し姉妹なうえ、人生を通じ、奔放な姉に多くの心配をかけられ続けてきた妹は、今回親族の中で一番、その受け止め方に肝が据わっていたと言える。

何気ない会話の端々に、「お姉ちゃんはきっと何とかする」「お姉ちゃんなら大丈夫」と、彼女が**何かの宗教のように私の生命力を信じている**のが見てとれる。

私は生まれつきお金持ちでもなく、特別な家に生まれたわけでもなく、何かの才能に恵まれてきたわけでもないが、妹にだけは恵まれたとずっと思ってきた。それぐらい自慢の妹で、私は**今生の運を妹で使い果たした**と確信している。そして、それは私にとってこの上ないほど幸せなことであった。

勝手に起業したときも、離婚したときも、再婚したときも、いつも私の味方をしてくれた妹。

性格も生き方も見た目も、同じ両親から生まれたとは到底思えないほど別人なのだが、彼女はいつだって私の一番の理解者でいてくれた。

私は無謀なことをたくさんしてきたけれど、人生を踏み外さずに済んだのは妹が私を「信じて」くれていたからだと今ならわかる。

若い頃は無謀にも、どこまでもどこまでも違う世界に飛んでいきたいと思っていたものだが、妹が私という風船を地上に留めていてくれたおかげで、私は風船おじさん*にならずに済んだのだと思っている。

妹も、うちと性別は違うが結局二人の子どもを産んだ。妹も私と同じように、「兄弟は絶対につくってあげたい」と思った結果であり、恵まれて幸運だったと二人でよく話している。

「おねいちゃん！」と言いながらいつも私の後ろをついてきた子どもの頃の姿が、40代になり、母親になった現在の妹に重なったように見えた瞬間、いつか子育てが終わったら、妹と二人でゆっくり旅行でもしたいなぁ、と突然思った。

子どもの頃から一緒だった妹、大人になってからも頻繁に会っている妹とは、その頃もきっと話題は尽きないだろう。そんな昔話を妹とできるのは私だけなのだから、姉の責任としても私は長生きしなければならない。

*風船で太平洋を横断すると言って行方不明になったおじさんのことです。

退院時には新たに、今後の治療方針に関して先生から話があると聞いたが、どんな過酷な治療を提案されても前向きにとらえて行きたい。**将来、老婆になった姉妹で昔話に花を咲かすためにも。**

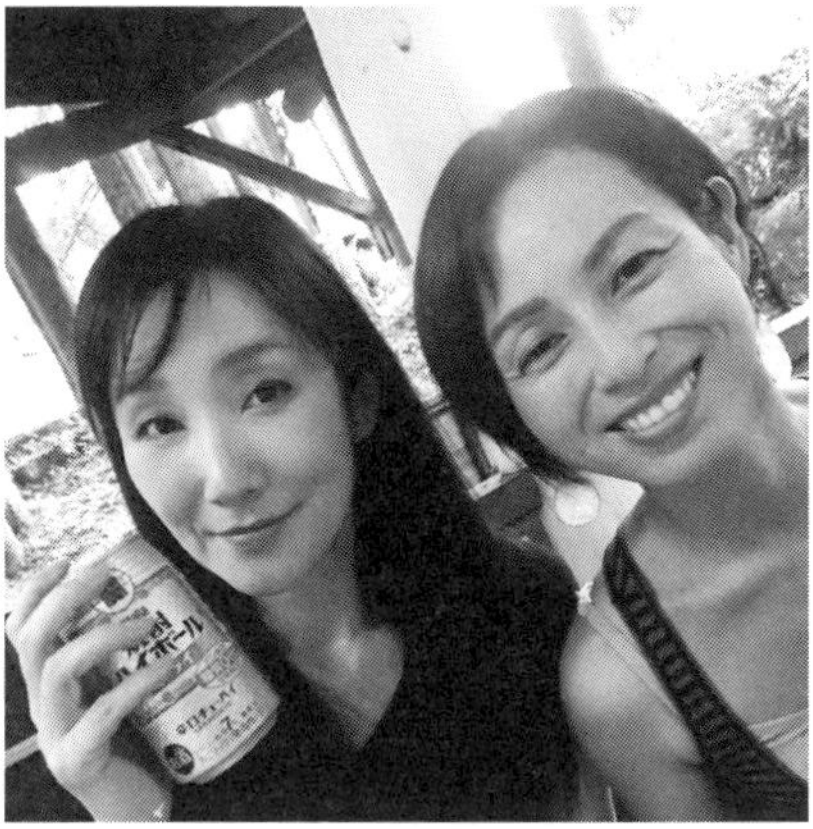

妹と私。

Chapter 11

退院

11月18日(金)

新しい課題に直面する

この入院を知っている人たちからいただいた花が、窓辺で今日も綺麗に満開。水やりをしながら、「今日も長い（暇な）1日が始まるのか……」と思っていたら、先生が回診に来て何やらドレーン*を確認している。そして、「明日退院になりますので今から診察室に来てください」と、「夢にまで見た退院」をさっくり許可された。もう、血液も排液も十分に出たということなのだろうと納得して後をついて行くと、

*浸出液や血液を排出するチューブ。

「先日検査した体内女性ホルモン値ですが、正常でした」

とのこと。

正常、なんて言われると良い知らせのようだが**私にとってはバッドニュースだ。**

前回の説明では、女性ホルモンが少なければホルモン治療は免れることになっていて、私はひそかにそちらへ期待していたのだ。

また、検査結果は1カ月後と聞いた記憶があるのだが、治療が1カ月後からということだったらしい。危険な聞き間違いである。

それにしても意外だったのは、私に女性ホルモンが正常にあったということだ。**何かに裏切られたような気分**だが、きっとそれは「私」か「女性ホルモン」に、であろう。女性ホルモンがちゃんと分泌されてての性格で、このパサパサな仕上がりだったのだとしたら、もう私は当面女性ホルモンを信じられない気がする

……などとプリプリしていると、先生に、

「1カ月後からホルモン治療を開始したいと思いますがどうしますか？」

と、尋ねられる。

聞けば、このガンの再発率が15％ぐらいだとして、ホルモン治療をすれば15％

のうちの三分の一ぐらい再発率が下がるそうだ。

要は再発率5%削減のために太ったり、イライラしたり、パサパサになったり、発汗したり、めまいに見舞われたりするリスクを負うということでもある。

「果たして、仕事と両立できるものなのであろうか」と一瞬迷ったが、同時に子どもたちや夫の顔、友人たちの心配そうな顔が脳裏によぎる。

たった5%だとしても打てる手は打っておくこと、リスクを潰しておくこと、はまさに私が経営という仕事を通じて体得した教訓でもある。その5%の効果が欲しくてたまらない闘病中のガン患者だっていっぱいいるはずだ。

できることは何でもチャレンジしてみよう！　と私の腹は決まり、気持ちは既に**「更年期障害上等！」「ばっちこーい！」**状態になっていた。

が、先生は更に私を立ち止まらせる指令を無表情で下した。

「絶対に、太らないでください」

どうやら私のガンは、体重の上昇と比例して再発率が上がるらしい。

ダイエットは得意なので痩せろと言われれば痩せる自信はあるのだが、「ホルモン治療をすると太る可能性が高い」と先生はおっしゃっていたはず。

おまけに、「食べないダイエットをすると免疫力が落ちるのでしないでください」と更に難しいことを畳みかける。これは先生による「とんち」みたいなものに私が答えるルールなのか？　と明後日の方角に身構えていると、先生はきっぱりと、

「運動をしてください」

と言うのだった。

「う・ん・ど・う？」

かろうじて言葉に出たのはそれだけで済んだが、頭の中では大変なことになっていた。

私の脳内で飼ってるマリー・アントワネットが、

「運動ですって！　何を言ってるの！　そんなこと、この私がするわけないでしょ！」

と、キンキン声で怒り狂っていたからだ。

私の運動嫌いは友人知人には有名だ。どんなにお世話になった人に誘われよう

と私は「体を動かすこと」を頑なに拒否してきたからである。

そして、私の基本人格は中小企業の社長（おっさん）だが、脳内では大阪のおばちゃんやマリー・アントワネットや美輪明宏を勝手に飼っている。で、このマリーは男尊女卑男に遭遇したりした際、高飛車な姿勢で相手を言い負かし活躍してくれるのだが、年をとってそんなファイトの場もめっきり減ったせいか彼女に会ったのは久しぶりだった。

さっきホルモン治療すらあっさり受け入れたはずなのに本件にはマリーが顔を出したということは、私にとって「運動すること」がよっぽど理不尽なことなのであろう。

この健康ブームの最中、深層心理でも運動を拒絶する自分は、まさに病気になる資質を備えていたのだとまた深く、一人納得してしまうのだった。

しかし、運動をしろと言われても、リンパまで切った私の右腕は傷口が引きつれている状態で、動かそうとしても痛すぎて肩より上には上がらない。動かしたらぱっくりと傷口が開きそうな勢いだ。それなのに先生は、バーベルの上げ下げだって平気です、と無茶な提案をしてくる。それよりも筋肉量を上げ、代謝を上げ、体温を上げよ。傷口は大丈夫、「**乳ガンの名医**」**と言われている私の縫合技術をなめんなよ**、と、そう畳み掛けてくるのだった。逃げ場なし。

明日は待ちに待った退院日だというのに私はうなだれて病室に戻ってきた。

再発も怖いが、自分が変わってしまうのも正直怖いものである。

退院後の私はどんな人間になるのだろう。野菜を毎朝スムージーにして飲んだり、マクロビレストランに通ったり、東京マラソンに申し込んだりする人になるのだろうか。

ただでさえホルモン治療により、パサパサのイライラのクラクラ仕様になる予定なのに、それは本当に私の原形を留めているのであろうか。

しかし、先生にYESと言ってしまったのだからもう後には引けない。

とりあえず、試しに腕を上げてみたらまた激痛が走った。

11月19日(土)

帰宅

入院したときより荷物がだいぶ増えたが、さかさかっとまとめて退院手続きをした。

この日をどんなに待っていたことか。支払いを終えてタクシーに乗り込むと、気ばかりが焦って信号で止まるのも待ちきれないぐらいだった。

家に着くと、次女がいた。

「ママ！　どうして！」

小さな目をこれ以上ないぐらい見開いて、次女は私の胸に飛び込んでくる。

4日前に「次の日退院できるかもしれない」という未確定な情報が次女に伝わってしまい、そのとき結局退院できなかったから、次女は相当落ち込んだそうだ。

だから、今回は夫も長女も知っていたけど、伝えなかったのだと思う。

「もう、びょういん、いかない？　おうちにずっといる？」

必死にしがみついて離さない力の強さに、次女の2週間の寂しさが、我慢が、表れていると思った。

「寂しい思いをさせてごめんね。もういかないよ。ひびきとずっと一緒にいるよ」

まるで**生き別れた母子のよう**だが、私たちが2週間も離れたのは彼女が生まれて初めてのことだったから仕方がない。

次女を妊娠してから、私は働き方をだいぶ変えた。出産して1カ月で復帰するも、家でできる仕事を増やし、会食を極端に減らし、一泊以上の出張は極力断るようになった。

次女が生まれた当初は変わらず不安定な経済状況だったけれど、私は人生でもう一度、赤ちゃんから子どもを育てるチャンスを授かったのだ。それがどんなに私にとって幸運なことかは、流産や経済的事情で妊娠できなかった経験から骨身にしみていた。

そして、年齢的にもこれが最後のチャンスだということも。

次女のまあるい小さな背中を抱きしめながら思う。

ガンの手術が終わり、晴れて今日から一緒に過ごせることになったわけだが、これから何かが変わるわけでも、関係性や教育方針が変わるわけでもない。元通り、毎日一緒にご飯を食べ、お風呂に入り、同じ寝床で眠る。きっと、おしゃべりしたり、笑ったり、ぎゅーやちゅーをしているだけだと思う。それは、私が若い頃忌み嫌っていた「なんの変哲もない日常」そのものだ。

だが、長女と次女はその存在をもってして、「なんの変哲もない日常」がどれだけかけがえのない時間であるかを私に教えてくれた。

更にこの乳ガンプロジェクトは、刺激や変化を求めがちで、そんな毒々しい蝶々を追いかけて断崖絶壁まで来てしまった私に、「どうか今日と同じような明日が、来週も、来年も来ますように」と言わしめたのだから、「**人生更生プログラム**」とも言い換えることができる。

限りある人生の中で「自分にとって一番大切な時間は何か」に気づけて本当に良かった。

若い頃からあれだけ探し回ったというのに、結局私の青い鳥も家にいたのだ。

それも、2羽も！
私の腕の中の小さなおかっぱ頭に、天使の輪が光っている。
今日から再び始まる「なんの変哲もない日常」に、ワクワクしている自分がいる。

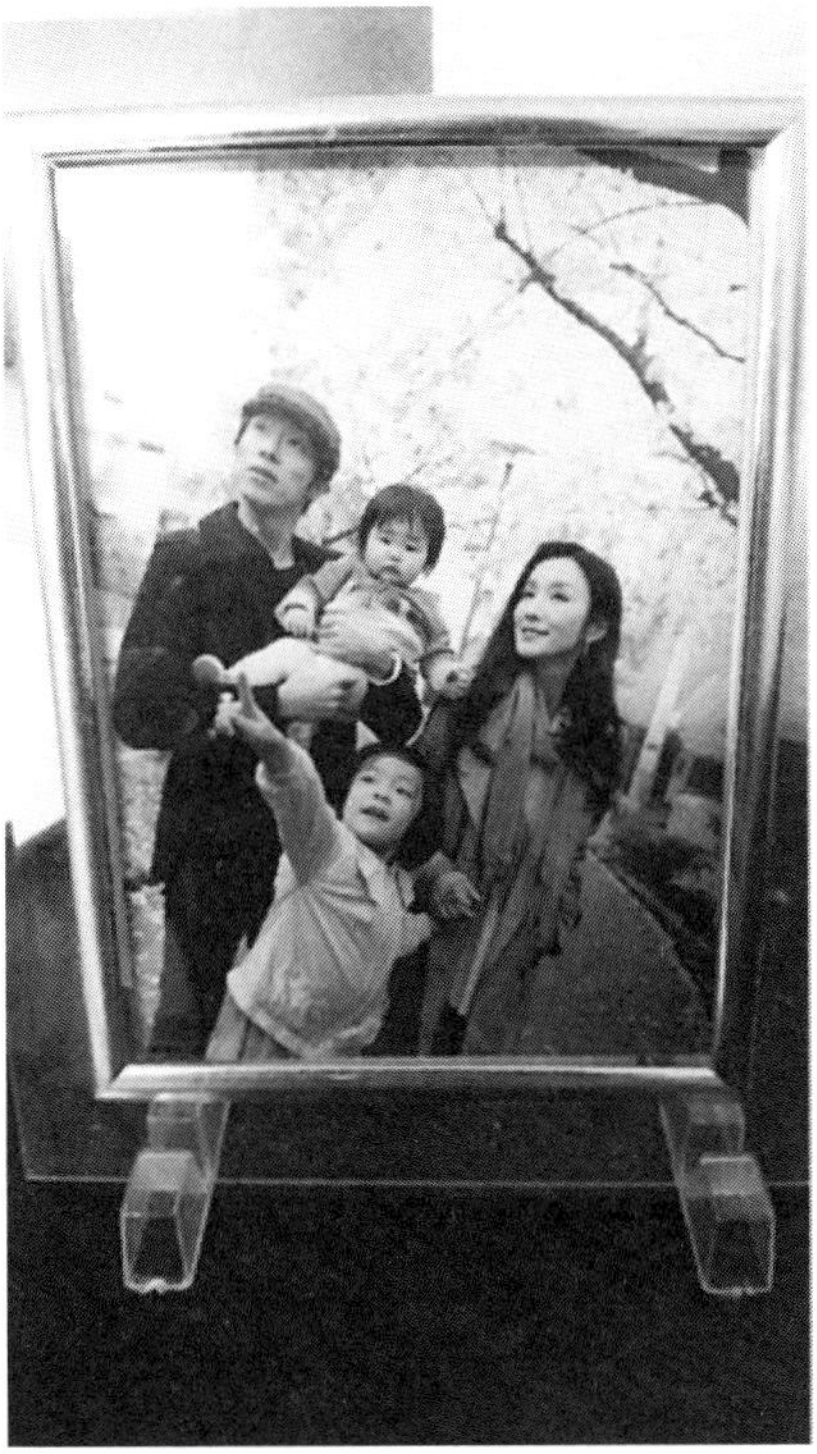
こういう何気ない瞬間こそが、きっと宝物だったのだ。

Chapter 12 仕事復帰

11月26日(土) ゆっくり仕事へ復帰

退院して1週間。オフィスに行ったり、打ち合わせをしたり、たまった仕事を片付けていたらあっという間に過ぎたが、以前よりは無理をしていないつもりだ。多少貧血気味かな？　という感じだけれど、外科手術をしたのだからそれぐらいはあるだろう。鉄分のサプリを飲んでいたら治ったので良しとする。

11月28日(月)
イベントでおしゃれを思い出す

本日はカネボウ×webマガジンFORZA STYLEが主催する「オトナの香りカレッジ」のトークイベントに出演するため赤坂へ。FORZA STYLEでは「愛と悲鳴の婚活道場」という対談連載を持たせていただいており、そのプロデューサーである栗原氏に今回お声をかけていただいたのだ。

右乳房に入っているエキスパンダー*が上に上がってこないように、手術後からずっとブレストバンド*を装着しているのだが、これを巻いているといつものドレスがなんだか野暮ったいラインになる。なるけどしゃーない。**「ま、いっか」**とそのまま家を出た。

最近、私は心の中で「ま、いっか」を多発させている。どうにもしょうがないことはたくさんあるし、そもそも細かいところにこだわってもストレスがたまるだけだし、**ストレスはそもそもガンにも悪いしね！**

*ガン切除後、乳房再建にむけて皮膚を拡張するために挿入するもの。定期的に生理食塩水を入れてふくらませる。
*エキスパンダーが上にあがってこないように押えるためのバンド。

年齢的にもそろそろ**女装も美容も卒業**して良いころなのでは？　という甘い誘惑も手伝って、「ま、いっか」でお気楽にナチュラルに生きてく所存だ。

しかし、会場に着くと私の怠惰な決意は180度覆されることとなる。会場には香りに興味のある紳士淑女が素敵に集っており、何より本日のメインスピーカーである干場編集長*があまりにもシュッとしていたからである。スーツやシャツのセレクト、完璧なヘアスタイル、良い姿勢に締まった肉体、頭のてっぺんから足の指先まで「干場義雅」その人なのだ。

おまけに彼は私と同学年ということが判明する。決して若づくりしているわけではない、大人の男としての完成度の高さに「男性ファッションのプロ」の意地と覚悟を見るようだった。

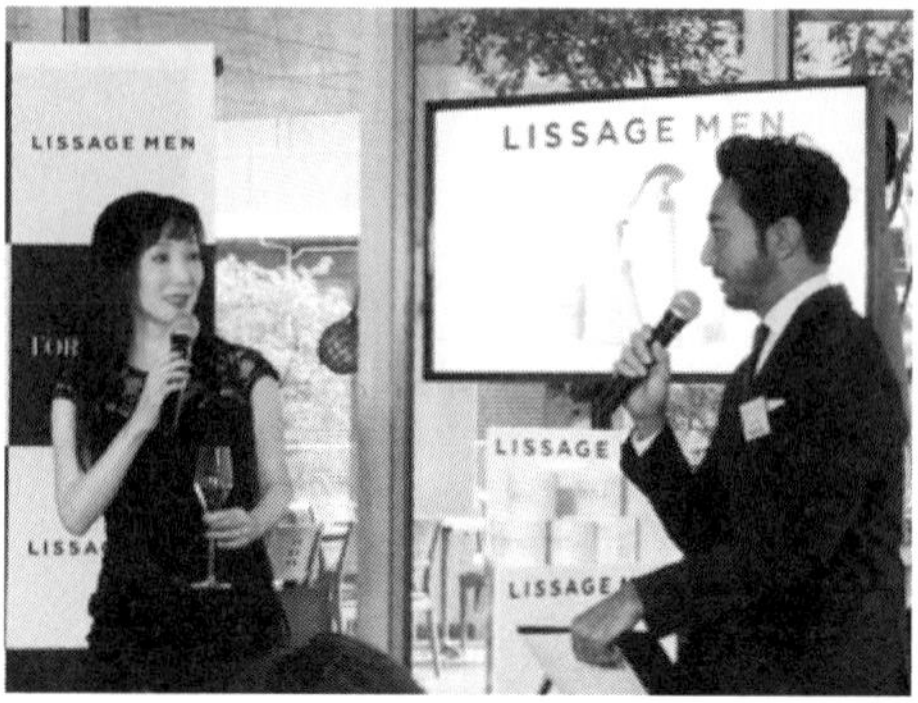

手術から2週間ほどで登壇したイベント。
相手が悪かった。

私など、女のプロ（女性マネージメントのプロが省略され、いつしかそうなった）なんて言われているのにこの体たらくである。

「易きに流れるな」と干場編集長と会場のオシャレさんたちに言われた気がして、ホルモン治療も始まるけれど**「もう少し悪あがきしてみるか！」**と心を入れ替えたのだった。「ま、いっか」はしばらく封印だ。

方向性が定まり気をよくしたせいか、会場でいただいたシャンパンが美味しかったせいか、マイクで、

「臭い男性は〝僕は細菌に負けている男です〟と世間に知らせているようなものですよ！」

などと**暴言を吐きまくって**気持ちよく会場を後にした。

11月29日(火)
柳瀬氏に会う

本日は日経ＢＰ社の柳瀬さんと久しぶりにランチ。

彼は多才で有名な敏腕編集者だが、なにより彼にメリットは一切ないというのに「面白いと思う人たちをとにかくつなげる」という大変ありがたい性癖をお持ちの方だ。

今から3年前、現在「キャリ婚」を一緒にやっている二村ヒトシ監督を紹介してもらい、「二人で対談したらきっと面白いよ！」と、コンセプトから媒体まで用意していただいた。

媒体が変わることになったときも、柳瀬さんが暗躍（？）してくれたおかげで無事に連載は続き、100万PVを超える人気連載となったその対談は、『モテと非モテの境界線』（講談社）という本にまでなった。

私が現在、web上で連載や対談をさせてもらったりしているのは、柳瀬さんがつなげてくれたご縁があってのこと。本来なら足を向けて寝られない、そんなお方なのだ。

そんな柳瀬氏に乳ガンプロジェクトの全容を報告し、今一番の懸念事項を相談してみた。

「どうやら、運動しなければならないようです」

「川崎貴子」と「運動」が彼の中でもしっくりこなかったのか、マシンガントークが2秒だけ止まる。そして、3秒後に、

「だったら、ウォーキングすればいいよ！」

と、目をきらっきらさせて提案されたのだった。


ウォーキングとは……正直思いもしなかった。運動とは、シャワーを浴びたり、着替えたりという面倒くさいことが伴うぐらい、ハードに体を動かすことだと私は思っていたからだ。

しかし柳瀬さんは、

「川崎さんは時間ないんだから、アポの合間に一駅歩くとか、仕事の合間にやれるからいいよ！　仕事のついでに！」

とおっしゃる。

彼のキラープレゼンを聴いていると、「仕事のついでだったらこんな私でもできるかも」という気がするから不思議だ。こうやって人は口のうまい人に騙され

（誘導され）ていくものなのだろう。もしも柳瀬さんが靴屋さんだったら、この場でシューズを何足も買っていたはずだ。なぜなら、**私はヒールのない靴を持っていない**。ウォーキングならできそうな気はするものの、今私が履いている7センチヒールでそれをやったら、すぐに前言撤回する自信がある。

柳瀬氏は仕事で履いていてもおかしくない、オシャレで長時間歩けるシューズブランドを捲し立てるように教えてくれるのだった。当然だが、靴屋さんでもない柳瀬氏にメリットは相変わらずゼロだ。

そして、私はその日の帰り道、30年ぶりにスポーツシューズを買ってみた。スポーツ用品を売っているところへ足を運ぶのも30年以上ぶりだろう。私は柳瀬氏のアドバイスを元に、軽めでスカートなどにも合わせやすいシューズを選んだ。

「せっかく買ったのだから今日からやってみようか」と思い立って、渋谷から自宅までを歩いてみることにした私は、店員さんに履いてきたヒールの方を包んでもらう。

距離にしたら4キロ以上あるので飽きてしまうのではないかと心配だったが、

それは意外にも杞憂に終わった。

それどころか、普段車や電車で移動していた道を歩くのは、思いのほかとても新鮮だった。

「こんなところにこんなお店が！」「この道があの道につながっているのか！」と好奇心を刺激される発見が多い。また、歩いているだけなのに体温が上がったのか、少し肌寒い秋の風がちょうど気持ちがいい。

私は、よく人から「合理的だよね」と言われるし、それを自覚している。無駄な時間が大嫌いだし、効率よく進めるにはどうしたらいいか？　を考えるのが大好きだからだ。

そんな感じなので、通勤時間というものも大いなる無駄だと認識していた。だから、居住空間がどんなに狭くなろうとも、ずっと自宅をオフィスの傍に借りていたものだ。

しかし、こうやって本来電車ですぐに移動できる道を自分の足で歩いてみると、私にはゆっくり物事を考える時間が圧倒的に少なかったことに気づく。

遠回りや寄り道を避けて、自分では合理的に生きてきたつもりだけれど、本当にそれは私にとって有益だったのだろうか？

「遠回りや寄り道を楽しむ余裕を持つこと」それこそが、せっかちで生き急いでしまいがちな私に必要な時間だったのではあるまいか？　とすら思う。

そして、40代も半ばになって、色々と世の中のことを知った気になっていたけれど、ウォーキングも、新たに見つけたお店や建物や道も含めて、「人生はまだ知らないことだらけ」だと知り、何だか急に嬉しくなるのだった。

帰宅後柳瀬氏にお礼メールを送ると、

「さすが経営者、決めるとすぐやるね！」

と返ってきたので新たな相談事を。

「健康のためにやっているのに、帰ったらビールが異常に美味しいですが……」

と、送る。

「わはははははは！」

柳瀬氏に笑ってもらって、新しい扉を開いたかもしれない今日が健やかに終わった。11月29日はウォーキング記念日だ。

Chapter 13 湯治の旅

12月17日(土)
家族旅行

「そうだ！　保険金で旅行しよう！」と病室で予約した旅行当日が瞬く間にやってきた。毎年時間感覚が短くなっている気がしていたものだが、乳ガンになってからは更に早送りで**毎日が断りもなくやってくる**。

旅行先は金沢にした。
温泉を希望する者（私）、美味しい蟹を食べたい者（夫）、金沢の回転寿司は本当に美味しいのか検証したい者（長女）、新幹線に乗りたい者（次女）の、要は家族全員の欲望が叶えられる場所が金沢だったからなのだが、今回は事前に金沢在住&出身者から貴重な情報を得られたのでツアコン（私）としてもラクチンに旅を満喫できそう。ありがとう！　情報提供者の皆さん！　そしてありがとう！保険金！

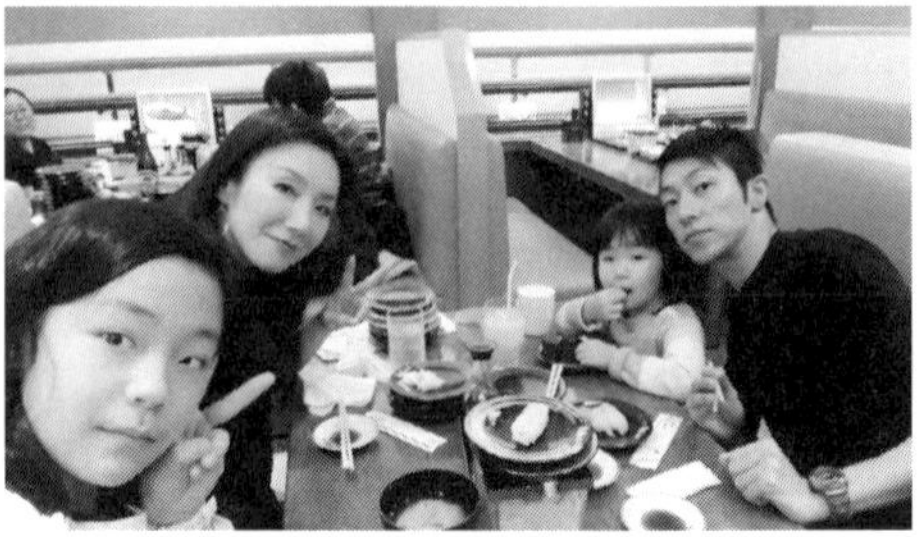
美味しい寿司に舌鼓。全員がご機嫌。

初めて乗る北陸新幹線は、途中雪景色を見せてくれて、ストレスなく現地に私たちを運んでくれる。

お天気も良く、兼六園や金沢21世紀美術館、情緒ある街並みを堪能し、ランチの回転寿司は「やっぱり金沢の回転寿司は美味しかった！」と確認できた喜びと美味しさに興奮した長女の鼻を膨らませた。

夫は金沢が初めてだったので、私たちの写真を撮りながらも彼にしては珍しく、「良い所だねー」と街を楽しんでいた。

次女はと言えば……すっかり忘れていたがお昼寝の時間をとっくに過ぎていたため、普段一重の目が二重になっているではないか！　この目になると、**ところかまわず意識を失う**可能性が高い。

普段はパパ抱っこで済むのだが、今日は大荷物なので物理的に不可能であると判断したツアコンは、離れたところで長女と買い物を楽しんでいる夫にブロックサインを送る。10年も一緒に子育てしていると、手のサインだけで簡単な意思疎通は可能だ。

理解したらしい夫からは「今会計してくるから、あと3分だけ待って」という手旗サインが送られてきた。

温泉地へ向かう電車の中でばたっと力尽きた次女に胸をなでおろし、夫と無言で互いのグッジョブを称え合う。

最近、よく思うことがある。

昔から「男女の友情はありえるか？」というお題はあちこちで語りつくされて

きたものだが、**「男女に本当の友情があるとしたら、それは夫婦にではないだろうか？」**ということを。

男女の恋から愛に変わり共に10年暮らした今は、夫に深い友情も感じるようになった。

そして、夫も私に対して友情めいたものを感じてくれていると思うことがある。たとえどんな困難があっても、**家族のためにメロスばりに走って帰ってくる**という実績と信頼を、私たちは互いに着々と積み上げてきたからかもしれない。

すっかり静かになったので車窓から景色などを眺めていると、私は朝からずっと何かを忘れている気がしていたのだが、それにやっと気づく。

私は自分の「乳首なしギザぱい」の存在をすっかり忘れていたのだ。

子どもたちは退院後に見て衝撃を受けたものの、今ではすっかり慣れている。が、人様がいるところで裸になるのは今回が初めてだ。

私としてはせっかく温泉に来たのだし、妙に隠したりはしたくない。そして、**私個人は「乙女心」を分娩台とビジネス社会に置いてきている**ので何も問題ないのだが、気持ちも体も絶賛変化中の長女は、もしかしたら人の目が気になるのではないか？　と今更だが思ったのだ。

なぜなら、私自身、温泉やプールの更衣室など、裸になるところには数えきれないほど行ったことがあるが、私と同じギザぱいを人生で一度も見たことがなかったから。

別に全員をじろじろ見ていたわけではないが、これだけ乳ガンの女性が存在するのに一度も見たことがないということは、このおっぱいの状態では人目につくところへは行かない、もしくはちゃんとプロテクトしていたかのどちらかであろう。そして、人は見たことがないものは一瞬でも凝視してしまうものだ。

私は念のため長女に確認してみた。

「ママさ、温泉でギザぱい隠さないけど気になる？」

長女は一人で入れるので、別々で入る方法もあるなぁと思って聞いてみたのだが、長女は逆に、

「ママは？　ママは見られたら気になる？」

と、聞いてきた。

「ママ？　ママは気にしないよ。女友だちには既にいっぱい触らせてるし」

と言うと、

「だよね（笑）。ママが気にしないなら私だってしないよ。堂々と一緒に入ろう！」

と、ハイタッチをくれたのだった。我が娘ながら、**なかなか太くていいやつ**だと思う。

かくして、私たち三人は（パパはいつも男風呂一人）旅館に着いた途端、大浴場に攻め込んだ。

「たのもー！」的に。**ギザぱいと成長期おっぱい、ぺったんこおっぱいを携えて**。


お湯が熱くて出たり入ったりしていた次女。

水風呂で唇を紫にした長女。

二人から湯気が立ち上り「ふかし饅頭」みたいで美味しそうだったこと。

次女が脱衣所で浴衣に着替えたら座敷わらしにしか見えなかったこと。

いっぱい笑って、何度もお湯につかり、のぼせそうになったこと。

いつか、大きくなった子どもたちと温泉に入ることがあるのだろうか？
きっとそのチャンスはたくさんあるに違いない。
でも、母娘三人で入った今日のこの温泉のことを、いつまでもいつまでも私は、
鮮明に覚えていたいと思う。

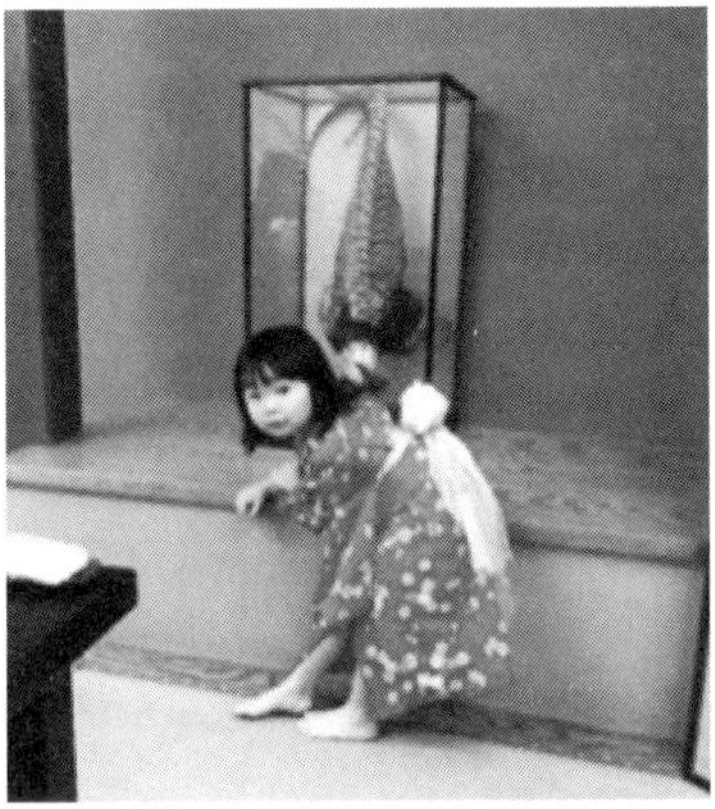
座敷わらし。

12月19日(月)

通夜のような朝食の席

朝ご飯は大広間に行って食べた。

浴衣を着慣れていない娘たちは、お椀に袖をつけそうになったり、座りづらいからこぼしそうになったり、朝から「気をつけて！」を連発。

我が家以外は年配の夫婦が三組程。静かな朝食の時間を邪魔しないためにも、「手を拭いて！」「こぼさないの！」とウイスパーボイスで**ささやき女将のごとし**。

それにしてもこの静けさは異常だと思ったら、年配の夫婦の皆さんがほとんどしゃべっていないのだった。阿吽の呼吸みたいにお茶を入れたり、ご飯を茶碗によそったりする音は聞こえるのだが、会話が一言も聞こえない。

昔、温泉にいるカップルが夫婦か不倫かは、会話の有無で見分けられると聞いたことがある。不倫カップルには会話があり、長年連れ添った夫婦は会話がないからすぐわかるらしい。その説で言えば、他三組の年配夫婦は**まさしく夫婦であろう**、と私は勝手に太鼓判を押した。

将来、会話のない夫婦にはなりたくないが、そんなに長いこと一緒にいると話すこともなくなっていくのだろうか？　それとも、**阿吽の呼吸が過ぎるとテレパシー的な何かが飛ばせるのであろうか？**

娘たちが大人になる姿もなかなか想像しがたいが、私と夫の20年後というのも想像が難しい。少なくとも「会話のある夫婦」でいたいな、と通夜のように静かな朝食時間に思う。

そろそろお湯に入るのにも飽きたということなので、観光客用の手づくり体験施設に向かう。

たまたま行ってみたのだが、湯呑や茶碗に絵を描いたり、金箔をデザインして貼ったりできて、伝統工芸のさわりの部分を体験することができる。お土産にもいいし、大人も子どもも楽しめるようになっていて、私も大人げなく本気を出して取り組む。

長女はいつもお世話になっている友人の誕生日が近いので、「プレゼントをつくる！」と、張り切って手鏡に金箔を貼っていた。次女もクッキーづくりを初体験。

金沢は大好きで昔よく行ったものだったが、ずっと大人の街だと思っていた。しかし今回、子どもにも楽しい街であったと再発見する。子どもと一緒だからこそ見えた金沢はとても新鮮で、「旅は誰と行くかが一番重要」と教えてくれた先輩の言葉をふいに思い出す。

12月20日（火）
旅の終わり

最後に金沢の美味しいお寿司屋さんに行って、また舌鼓。みんな、どれだけ寿司好きなのか！　美味しすぎて全員が食べ過ぎだ。

そして、お腹がいっぱいになった次女がまたしても眠そう。もう少し古都を散策したかったが、この旅は**次女の体内時計に忠実であらねばならない**。帰りの電車の時間までカラオケボックスで時間をつぶすことにした。元気な長女はガンガン歌い、その歌声に眠気が飛んだ次女も「ルパン三世」などを歌う。歌に飽きてきたところで恒例のゲームをやることにする。我が家では、カラオケに行くと「ウォーリーをさがせ！」のように「パパをさがせ！」ができるのだ。

昔ダンサーだった夫は多くのアーティストのPVに出ていて、それはカラオケで見ることができる。メインで踊っているのはすぐにわかるのだが、エキストラレベルのモノはなかなか見つからず、ゲーム性が高くなる。

今回のお題は宇多田ヒカルの「COLORS」だった。「パパ、見る前にヒントちょうだい！」とせがむ娘たち。ヒントは「つるっぱげ」だったのだが、**つるっぱげもいっぱいいて難易度が高い**。が、私はすぐに見つけることができた。

今、夫はボディトレーナーとして働いているので、使っている筋肉が昔と違う。だからシルエットがけっこう変わっているのだが、ダンサーだっ

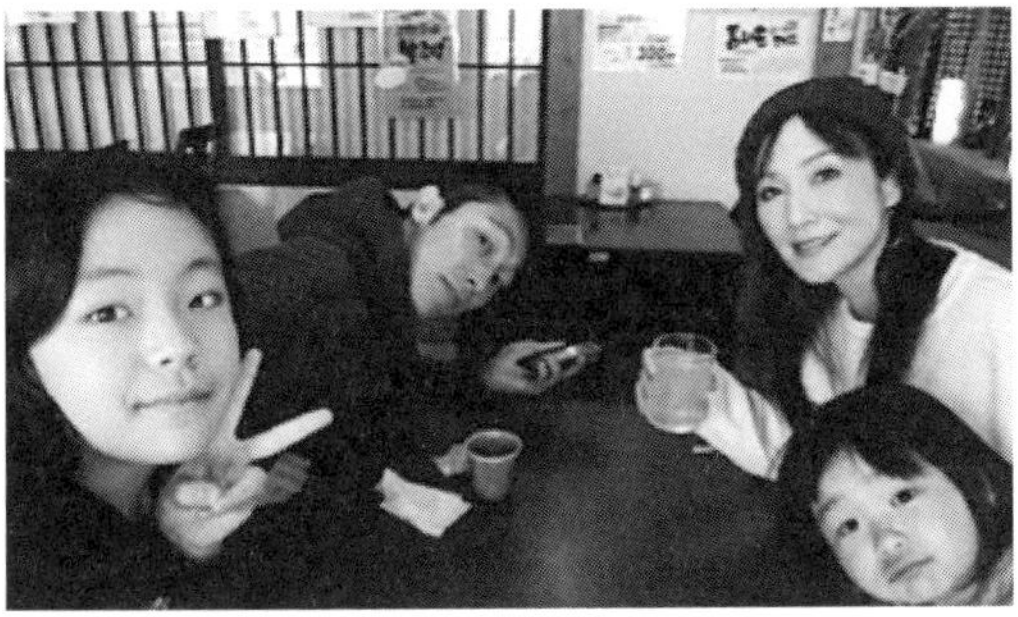

次女が眠そうな目になっている。

た当時の、太い筋肉も贅肉のかけらもない懐かしい夫（おまけにつるっぱげ）を、宇多田ヒカルの切ない音程と共に久しぶりに見ることができた。

やっと新幹線に乗り込むと、はしゃぎつかれた二人はあっという間に寝た。二人にとってとても楽しい旅行になったようで本当によかった。

私の頭の中でさっきから鳴っている音楽は「世界の車窓から」なのだが、二人の寝顔を見ていたら不意に5年前のことを思い出した。

次女を妊娠したとき、私は39歳。当時はまだ経済的に不安定だったにもかかわらずエイヤー！　と妊娠したのは年齢的なものも勿論あるが、一番は**長女のWANT**が半端なかったからだ。

長女は幼稚園の頃から兄弟のいる友人を羨ましがり、特に「妹」がずっと欲しくて、ありとあらゆる手段で交渉してきたものだった。しまいには近所の神社にお参りに行って、「**妹をください**」と願いごとをするのが彼女の日課になった。

大人たちは不況だなんだと右往左往していたわけだが長女には当然それがわからないし、聞いたとて赤ちゃんが我が家に来ない理由にはならない。

その儀式も半年近く続いた頃には、長女の神様への願いごとは**ほぼクレームになっていた。**

「かみさま、きいていますか？　ずっとおねがいしているんですが、うちにいもうとがきません。どうしてですか？　そろそろおねがいします！」

パンパン！　と、脅迫めいた柏手を鳴らす長女は既に周辺の名物になっていて、近所のおじさんやおばさんたちが微笑ましく眺めている。私としてはこっぱずかしいことこの上なかったわけだが、とうとうクレームが私にも飛び火してきた。

「ママ、どうしてうちにあかちゃんがこないとおもう？　それは、**ママにやるきがないからだ！**」

子どもは時に真実を突いてくる。そして、私は（夫も）年齢的なこともあり、やっと腹をくくって次女を授かった。

夫と次女の名前を考えていたとき、夫の希望は「姉妹で何かチーム性を持たせたい」の一点だった。

当時、長女は夫と血のつながりがないことを知らない。それは近い将来告知しなければならないことだったが、そんなことは気にしないで姉妹仲良く協力し合い、生きていって欲しいからだ、と夫は説明した。夫のプレゼンはいつになく、明瞭だったことをよく覚えている。

そして、ちあきの「き」を取って、同じユニセックスな名前で、「ひびき」としたのだ。

二人の寝顔はまだあどけない。

年が離れているから今は一緒に楽しめないことも多いし、**嫌みの言い合い**などもしているし、仲良しとはいいがたい姉妹ではあるけれど、いつか私も夫も彼女たちを残して先にこの世を去るだろう。

そんなとき、二人が助け合って、たくましく生きていってくれることを、父も母も願ってやまない。

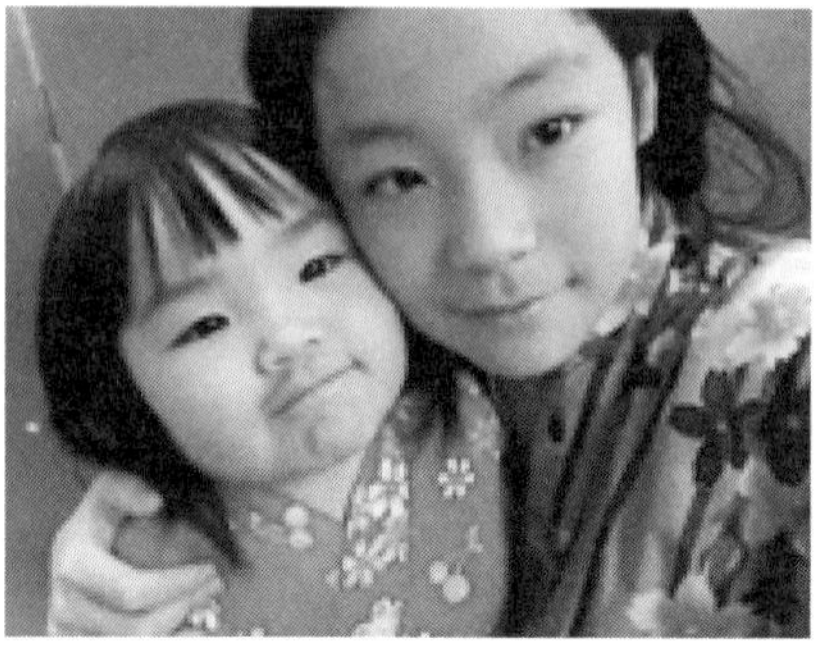

いいチームになってくれ。

Chapter 14

父が教えてくれたこと

12月30日（金）

口にして伝えなくてはいけないこと

今年も残すところ2日。毎年、「今年も色々あったなぁ」と振り返って苦笑するのが私の伝統行事だが、今年は格別である。

何といっても自分に乳ガンが見つかり、手術しておっぱいを全摘出したのだから、2016年は忘れられない年になってしまった感がある。が、所詮私のことだから、時がたてばさらさらと忘れてしまいそうな気がするのも事実である。

それにしても、退院してから1カ月半、通常業務と取材やイベントに加え、旅行にも行ったし、更には「運動」というタスクを週二回で行っているため忙しさを極めてしまい、色々ゆっくり考える時間がなかったと反省する。

子どもたちがやっと寝静まって、久しぶりに一人でぼーっとしていたら、突然父のことを思い出した。さっき子どもたちがお正月に何するこれすると話していたせいかもしれない。

昔は正月と言えば私の実家、さいたま市大宮区にも必ず行って、父と母と、妹夫婦と一緒に正月を祝ったものだった。


父がガンで亡くなったのは5年前。父が76歳のときだ。

初めて食道ガンの宣告を受けたのは60歳になったときで、そこから放射線治療がスタートし、完治したと思ったら転移が見つかり、何度か入院していた記憶がある。

高齢で進行が遅いせいもあったが、父のその16年間は悲壮感溢れるものでは決してなかった。最後は飲めなかったが、ギリギリまで酒を楽しみ、旅行を楽しみ、孫たちと交流し、幸せそうな晩年であった。

今なら私も、あのときの父の気持ちがよく理解できる。「ガンになって良かった！」とは言えないが、こうなってようやく亡き父の気持ちに寄り添える気がして、しばし父を懐かしく思い出す。

昔の日本の父親は総じて厳格で、家族を養っていれば良しというか、**何を考えているのかわからないのが「父親」**みたいな感じで、私の父もれなくそんな感じだった。

ただ、私の父は同級生の親よりも一回り年上の昭和11年生まれ。おまけに**葛飾生まれの葛飾育ち**、典型的な江戸っ子頑固親父だった父はまた格が別。

そういえば「ひ」と「し」を常に間違えていたなぁ、親戚のひろしお兄ちゃんは父にずっと**「しろし！」**と呼ばれていたなぁ、と今思い出したがそれは笑える思い出の方。

大抵の父の「在りし日の姿」は、妻や娘の話は一切聞いちゃいなくて、巨人の勝敗やらゴルフやら、私たちが興味ない話ばかりしていて、危険を回避させる以外で私と妹に興味関心があまりなかったという印象が強い。

私や妹がしゃべっているとうるさそうにしていた父。お小遣いを貯めて何をプレゼントしても喜ばなかった父。自分の兄弟や友人といるときは楽しそうなのに、私たちといるときはいつもむすっとしていた父。

唯一の愛情表現は、私たちが幼かった頃、父が酔って、まだ寝ていない私たち姉妹の部屋に来て、「寝ない子はこうしてやる！」と髭を私たちの顔にすりつけるという**たいそう迷惑なもの**だけだった。

その割に、姿勢や言葉遣いや食事のマナーに異常に厳しく、私は母に、「お父さんのどこが良かったの？」と、幼い頃から何度も聞いた記憶がある。

父親とはそんなものだと思っていたもので、小学生の同級生の家に遊びに行ったときはとても驚いた。

その家のお父さんは、私の同級生を抱き上げたり、「**その服似合うな！**」と声をかけたり、自分の娘に対しての興味関心と愛情を私の前で隠しもしなかったからだ。

うちの父親は愛情の薄い人なんだなぁと理解しながら大人になり、私たち姉妹はいつの間にか働き始める年齢に。

あれは、妹の初給料が出たとき、姉妹二人で両親を食事に招待したときのこと。新宿の夜景が見える日本料理屋を予約していたのに、前日にまさかのキャンセルが父から入った。その理由は、**「新宿まで行くのが面倒だから」**というもの。

自分の兄弟と飲むときは嬉々として都内に出かけていくのに、娘の初任給での招待は受けられねぇーってのかい！　と、私たち姉妹まで江戸っ子おやじ化させる父はどこまでもマイウェイで、「きっと死ぬまでそうなんだろうな」と、私たちはやっと父と、「仲良し親子ごっこできるかも」みたいな淡い期待をあきらめるのだった。


父の様子がおかしくなったのは、私が長女（チアキ）を出産してから。

あんなに出不精だった父が、既に70歳だというのにフットワーク軽く、定期的にチアキに会いに私の家にやってくるようになる。そして、「チアキ我が愛」と世界の中心で愛を叫ぶ男に、あれよあれよと変貌したのだった。

確かに初孫は可愛いって聞くけれど、父の変わりようはまるで**キツネ憑き**。なんの憑依現象かと思う程オカルティックに映ったが、父のスパークはその後も天井知らずであった。

あるときは、

「ちーちゃんって可愛いんだよ。鼻が上に向いててとっても可愛い♪」

と、**ブサカワにはしゃぐ女子高生のように**。またあるときは、

「ちーちゃんに食べさせたくて美味しいご飯炊いてきちゃった♪」

と、**新婚生活にはしゃぐ新妻のように**。

長女の一挙手一投足にうきゃうきゃとはしゃぐ父はまるで別人で、私たち姉妹と母は、「この人、いったい誰?」と、固まりながら目で語り合ったものだ。

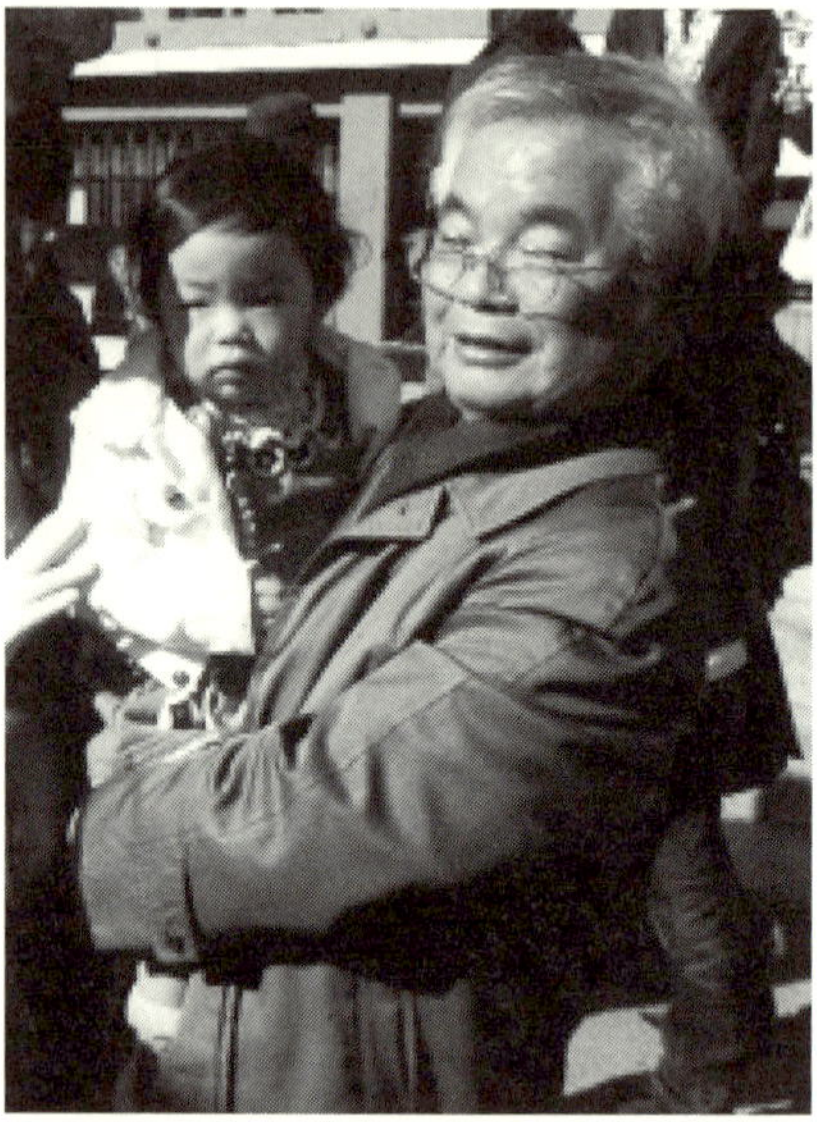

チアキを抱いて嬉しそうにしている父。

4年後、ガンが再発して余命3カ月の告知を受けた父は、その頃にはチアキへの愛情表現もターボがかかり、その姿は**いっぱしのラティーノ**。

「俺の残りの人生は、チアキのために生きるぜ！」

と言い放ち、

「おじいちゃんはちーちゃんを愛してるから死なない！」

と、**会うたびのベサメムーチョっぷり**。結局、チアキパワーで3カ月どころか2年以上生きて、チアキのランドセル姿を意地で見届けて天寿を全うした。

そして、次女ヒビキもぎりぎりで間に合い、生後1カ月の姿を見せることができた。

もう腕に力がなく、新生児を抱くことはできなかったけれど、最後の1週間、二人をより添わせることができたのは、娘の自己満足かもしれないが、ラッキーだったと思っている。

父の最期は、実家で母と私と妹で看取ったのだが、あれは息を引き取る前日だったか。

「俺の人生は、良い娘二人に恵まれて、本当に幸せだった」

と、もう細くなった息で私たちに言ってくれたのが、最初で最後の、父の私たちへの愛の言葉で、私も妹もやっと深く、父のことが最後の最後でわかったのだった。

父はずっと、私たちの前では「父親」であろうとしていたこと。親の責任を、威厳を一身に背負っていたこと。なんの贅沢もせず真面目に働いて、私たちを育ててくれたこと。それが父の、私たちへの愛情だったということを。

「お父さん、ありがとう。育ててくれてありがとう」

と、言いながら、父親って、男って、なんて不器用で、なんてわかりづらくて、なんて切ない生き物なんだろうと泣き笑いした記憶が鮮明にある。

それでも父は、人生の最後の6年間で、唯一やり残したことを経験するかのように、孫という心から愛する対象に無責任に愛を叫ぶことができて大満足だったのではないだろうか。

私たちは時に、親だから、家族だから、結婚して長いから、と理由をつけて愛を口にしなくなる。

だけど、愛はとてもわかりづらくて、なかなか思うように届かない。

だからきっと、伝えた方がいいのだろうと私自身がガンになって更に思うようになった。どれだけ、その人を愛しているのかを言葉で。

そしてそれは、伝えている側の方が、言葉にしている側の方が、実は幸せなんだと、晩年の父の幸せそうな笑顔に私は教えられたように思う。

Chapter 15

ホルモン治療スタート

1月19日(木)
ホルモン治療始まる

思い返せば、昨年はクリスマスイブに、1カ月ぶりに病院へ行った。その日からホルモン治療が開始されることになっていたため、外科外来へ向かう必要があったのだ。

いつもより待たされずに診察室に招き入れられ、いつも通りぱっぱと上半身裸になる。そして、触診からの傷のチェックを受け、「では、注射をします」と言われてお腹にブスブスッと何かを打たれた。

聞けばこの注射を1カ月に一回、その後3カ月に一回の頻度で打ち、血中女性ホルモン（エストロゲン）を低くしていくらしい。それ以外に、毎日朝晩にノルバデックスという錠剤をのみ続けるそうだ。

太る、のぼせる、汗が止まらない、めまい……などなど、更年期で苦しんでいる人やホルモン治療経験者たちの話を聞いて一時はビビったものだが、治療があまりにもあっさりと終わったため、**「こんなものか」**と肩透かしを食らう。

その上、「更年期の症状があまりにもつらかったら、この治療やめてもいいですから」と、先生もさらっと言ってくれていることだし、どうせ自然にしていてもあと5年やそこらで私の生理はなくなる予定だ。

病室を後にした時には「とりあえず閉経を味わってみるか！」**「生理がないって、むしろラッキー？」**という気分に変わっていた。

お次は形成外科へ行って再び上半身裸に。

この3カ月というもの、検査や治療や手術や回診のたびにセミヌードになってきたこの私。着脱はもはや**「脱ぎ芸」**と言っていい速さだ。

形成外科では毎回おっぱいの写真を撮られるのだが、今回もグラビア並みに色々な角度からシャッターを切られた。**長い貧乳人生でこんなにもおっぱいにレンズが向けられることになろうとは**。人生は本当に、その先に何が待ち受けているかわからないものだと思う。

そして、さっきよりも明らかに太い注射をぶすっと右乳房に刺された。

右乳房は半年後シリコンを入れる予定で、それまでに皮膚を伸ばさなければならない。この注射は、現在ギザぱいに内蔵されているエキスパンダーへ水を注入し、おっぱいを膨らませるために行われている。

水を注入され再び岩のように硬くなったギザぱいだが、太い注射針が刺さっているというのに表皮も中もまったく痛くない。表面の皮膚の感覚が戻るのはしばらく先になるが、これから半年間でこの注射も徐々に痛くなっていくのだとか。いいような悪いような感じである。

その後、傷口をチェックされ、ブレストバンドはもうしなくてもよいという許可は出たが、保護テープは貼り続けるようにと指導を受ける。

手術のときも思ったが、その後の治療も、これは私の主観であり、私のケースだけかもしれないが、**実にあっけないモノばかり**だった。

ま、治療の副作用などはこれからなので大きい口は叩けないが、この調子なら諸々乗り越えてゆけそうだ。なかなかに幸先良し！

1月20日(金)

人生初のスポーツジム

ホルモン治療から1カ月近くがたった。

今のところ目立った変化は無いが、**体重がしれーっと2キロ増**。ホルモン治療が原因かどうかは未だ謎だが、私は20年以上、体型は大いに変わったが体重は変わらなかったので、多分ホルモン治療のせいなのでは？　と当たりを付けている。

やっぱりそう来やがったか！

ウォーキングは続けていて更に歩行距離を延ばしたりしているが、もっと代謝を上げなければならないと私の体重計は無情な数字を示してくる。何せ、この乳ガンプロジェクトは、「絶対に太ってはならない！」が命題なのだ。

そこで次の一手とばかりに私は、昨日まで人生で一番縁遠い場所だと思っていた「近所のスポーツジム」に入会してみたのだった。ウォーキングで自信をつけたのか、すっかり気が大きくなっているようだ。

人生初のスポーツジムは見るものすべてがアメージング。

特に私が行く時間はお年寄りが多く、60代、70代の人たちがそこで汗を流し、体を鍛えている。そんな光景を初めて目撃し私の心はざわついた。なかには80代(?)と思しき女性たちもいて、レオタードに身を包んで踊り、マシンで筋トレをしている。

動かしたら痛いところも多々あるだろうにこの**健康意識の高さ!**　私は自分がいかに体調管理を疎かにしてきたかを突き付けられ、がんばる諸先輩方を見て膝から崩れ落ちる程ショックを受けた。

そこで、女性のウエストサイズの上腕二頭筋を持つインストラクターにイチからトレーニング方法を教わり、そのメニューを週一でこなすことを自分に誓ったのだった。

1月22日（日）
新規事業のはじまり

本日は「キャリ婚」正式版リリースの日。受付を開始してから申し込みが殺到し、男性登録希望者からの問い合わせも止まらず、**事務局がパンクしそう**だと執事は嬉しそうな悲鳴を上げていた。

「私も入会しました！」と、「魔女のサバト」の生徒や友人女性たちからメッセージをもらう。

「働く女性たちが安心して婚活できる場をつくりたい」

その一心で、アナログに男性面接を繰り返してようやくつくったサイトである。彼女たちがここで生涯のパートナーを見つけられるように、これからも仲間たちとがんばろう！　と、ギザぱいを熱くした1日となった。

そして、この「キャリ婚」正式版リリースを無事に果たすことができ、結果大反響をもらえたので、私個人のスタートダッシュの責任は果たせたのではないかと思うに至る。

3カ月間世間に乳ガンを隠し続けてきたけれど、これでやっと私の「乳ガンプロジェクト」を公開しても大丈夫なのでは？　と仕事仲間に相談したら、皆快諾してくれたので、発表する段取りをバタバタとつける。

1月27日（金）
乳ガン日記をアップする

今日はずっとしたためてきたこの乳ガン日記をアップする日だった。

事前に、web媒体の「ウートピ」で私を担当してくれる堀池副編集長から、11時半にアップ予定であると聞いていた私は、アップ5分前になって今更、公開することでショックを与えてしまうであろう友人たちやお世話になった諸先輩方への不義理を思う。

「キャリ婚」のベータ版と正式版のローンチがあったので、社員とビジネスパートナー以外に一切話していなかったわけで、突然この連載で知ることとなった方々には衝撃や疎外感などを与えてしまうかもしれない。

ただ、「ガン」という言葉は、思っていた以上に人をビビらせる力があり、メールで事前にお知らせしたとしても「安心してもらえる定型文」が私にはどうしても思いつかなかったのだ。

今、生きることにも、治療にも、仕事にも、家庭にも、**やる気満々な私**の実情をリアルに誤解なくお伝えするには、やはりこの日記を公開するのが一番良い方法だろうと思い直し、最後は晴れやかな気持ちでアップを待った。

そして、SNSにアップされてから「女社長の乳がん日記 vol.1」は、瞬く間にシェアされ、多くの人に読まれることとなった。ネット上の反応だけ見ると私はまるで「時の人」のようだ。ま、「乳ガンで」なのだが。

コメントやシェアやメッセージを告げる携帯のお知らせ音が鳴り続けるので、今日はもう原稿も書かないでSNS対応にしようと決めた。

3カ月前から取り組んでいる私と、今初めて知った友人知人たちの温度差は当然激しく、言葉を慎重に選びながら送ってくれた多くのメッセージの束を無視することはできない。
いただいたコメントやメッセージを読むにつれ、さっき、「安心してもらえる定型文が思いつかない」と書いたが、それはただの私の怠慢だったのではないか？　と思い始める。読みながらいつの間にか癒されている自分がいて、「言葉の威力」というものを改めて思い知ったからだ。

人を励ましたり、奮い立たせたり、安心させたりする言葉というのはなんて語彙が豊富で、なんて優しく相手へ届くのであろうか。そのおびただしい数の優しい言葉たちは、今の私だけじゃなく、まだ不安だった3カ月前の私や、検査前や手術前の私など、過去に遡って私の心を慰撫《いぶ》してくれるのだった。

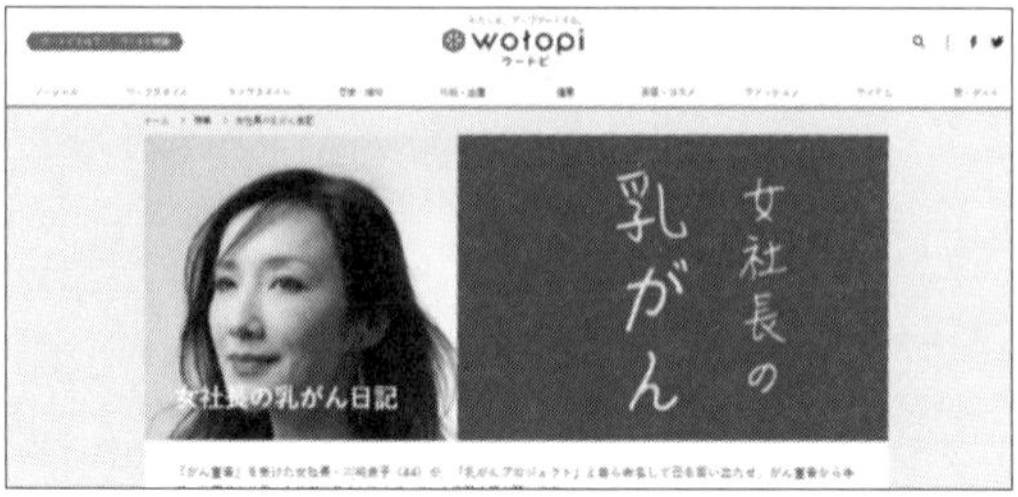

ウートピでの連載。

また、「実は私も○○ガンです」という告白にも似たメッセージも、今日だけで数十件いただいた。私の周囲にこんなにもガン患者がいたなんてまったく知らなかったのだが、皆、昨日までの私と同じように、仕事や家族への配慮のため、周囲に隠して闘病しているのだ。

その孤独感は計り知れず、この乳ガン日記を発表したことでラインがつながり、その一部でもシェアし合えたことは、私にとっても大きな意味を持つ。

この日記を発表することは何回か迷ったが、今日を終える今は発表して良かったと心から思える。家族や近しい友人、ビジネスパートナー以外にも、私が歩いてきた人生の中でご縁のあった多くの人たちがエールを送ってくれて、ただただ素直に嬉しかったからだ。

ガン患者は、術後も3年、5年、10年と、生存率や再発防止を意識して暮らしていかなければならないが、これだけ沿道で応援してくれる人がいるのならば、どんな悪天候やトリッキーなコースでも、そのマラソンを完走できる気がしてくるから不思議だ。

そして、やはり思うのだ。

治療を含めできる限りのことをした上でだが、私は1ミリも自分が早死にする気がしない。その「無根拠なエネルギー」や「生への強い執着」は私が自然に生み出しているものではきっとない。

最初は近親者だけだったが、今日は多くの人たちにも「がんばれ！」「生きろ！」と言っていただいて、そんな声援たちにもきっと影響され、養分をもらい、私の「生」は今、爛々と花を咲かせているのだろうと思う。

Chapter 16 健康的生活

2月15日(水) これが更年期なのか！ 前編

年末からホルモン治療が始まり、ほぼ2カ月がたとうとしている。

あの日先生は、「1月にもう一回生理が軽くきて、その後止まります」と予言者のように私に告げたものだった。そして、結果はその通りになった。先生と西洋医学の正確さに、今一人、おののいている。

で、これも先生の予言通りなのか、最近なんだか「イライラ」が止まらない。

誰かにケンカを吹っ掛けたくてたまらない感じなのだ。**ケンカってどこでできる**

んだっけ？　センター街とか行けばいいの？　と、閉経した子持ちの44歳が物騒な妄想に囚われる。

ひとまず友人に「イライラする＝更年期か？」と前置きしたうえで、「**今、肩ぶつかったよね？**」という絡みLINEを送ってみたが取り合ってもらえず、「どーどー」と暴れ馬扱いされただけであった。

私は気性が荒いように見られがちだが、本当はそれほどではない。売られたケンカはきちっと買うが、自ら突っかかっていくような高テストステロンタイプではなかったと思う。

それなのに今の私は「ナイフみたいに尖っては触るもの皆傷つけたい！」のだ。これが更年期なのか！　と自分が怖すぎて夫に相談すると、

「**あ、それ多分、寝不足だよ**」

と、言うではないか。

確かに、最近夫の仕事帰りが1時間遅くなり、朝子どもたちの世話をする時間が1時間早くなった。仕事のスケジュールも立て込んでおり、最近の私は寝てるとき、歯ぎしりをしまくっていたらしい。**……言ってよ！**

「朝の食事当番、俺が変わるから、朝寝てなよ。あと、夜ご飯俺の分つくらなくていいから先に寝てて」

そう言って、「よく眠れるように」とマッサージをしてくれる夫。芸のためなら夫も泣かす……そんな春団治な妻*だったのに、夫はこんなとき、いつも底抜けに優しいのだった。

プロの施術を受けた私はぐっすり寝た。そして、朝も起きたら全員いなかったので、一人ゆっくり朝食をとり、のんびり仕事に取り掛かった。**暇だ。暇だが確かに落ち着く……**。

そんな風に1週間ぐらい過ごしていたら、歯ぎしりとイライラは何とすっかり治ってしまう。

「来る、きっと来る！」と思っていると呼び寄せたり、「これがそうなのか！」と誤解したりしがちだが、私の更年期障害初体験だと思ったイライラは、ただの寝不足だったのだ。

周囲の皆さま、大変お騒がせしました。

*私の場合は芸じゃなくて仕事ですけどね…。

3月3日(金)

仕事の変化

まさか自分が東証で講演することになるとは思わなかった。

それもおっぱい話で、だ。

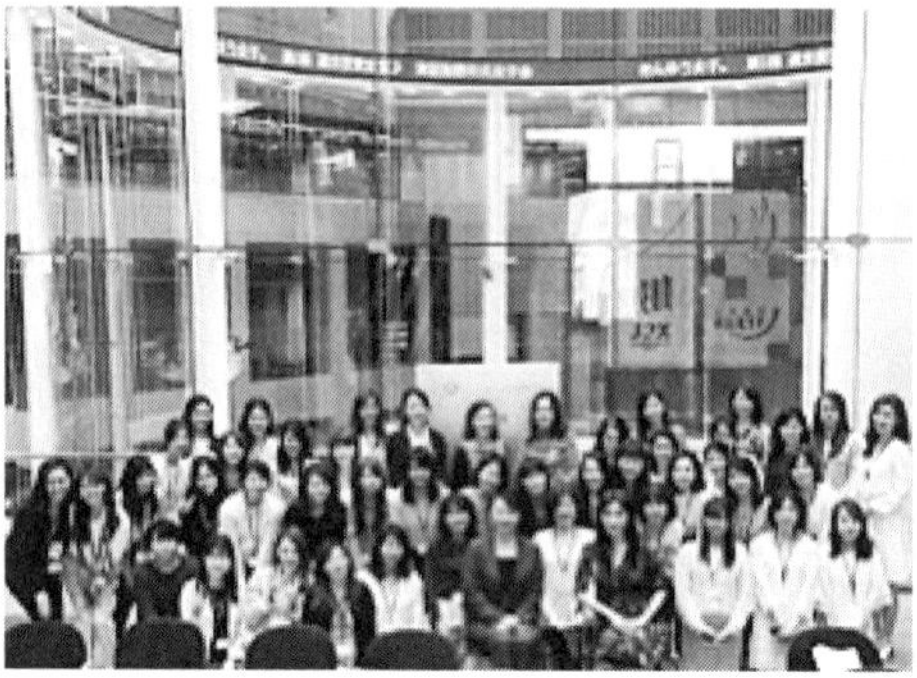

東証での講演会。

私は25歳から経営者をやっているので、若い頃はご多分に漏れずに「会社を大きくしたい」「上場したい」と思い、目指し、人を巻き込んで走ってきた。

色々経験した今は目指している場所も働き方もガラッと変わったが、昔はそれがベンチャー経営者の王道だと思っていたのだと思う。

かつての私のような者にとって、今日行った「東証」はある意味思い入れのあるところかもしれない。まさか自分が将来、「上場して鐘を鳴らす」のではなく、「乳ガン話で講演」することになるとは。これも思いもよらなかった大きな事件（仕事）として記憶しておきたい。

今回のセミナーは投資のことを学びたい女性のコミュニティ「きんゆう女子。」が主催。女性のライフイベントにはお金が必要で、お金が必要ならお金の知識が必要であると、私の「乳ガンプロジェクト」の経験からお話しさせていただいた。

保険に入っていて本当に助かったこと、若い頃にガン保険に入ったのはある意味「投資」であったこと、これから右乳房を再建するのだが「**乳首の形も金額次第**」らしいこと。

世知辛いが、お金に関しては苦手意識を持たないことが、お金に好かれる最短の道だと思っているので、真剣に聞いてくれる若いお嬢さん方のために、あえて乳首の話も披露してきた。**@東証**だが。

そもそも私が起業できたのは「持っていた株が上がったから」なのだが、その後失敗したりしながらも投資は続けてきたし、投資感覚に関しては意識して磨いてきたように思う。

何にお金と時間を使い、何を損切りするのか？

結局のところ、人生だって投資なのだ。

3月19日(日)

次女の誕生会

本当は3月27日が誕生日当日だが、大人たちの事情により本日開催。

いつもの友人たちも来てくれて大宴会。たくさんプレゼントをもらって、ご満悦の次女だったが私の感激もひとしおだ。

手術をするまでステージも生存率もわからなかったから、手術を待っていた1カ月間、「来年の2人の誕生日って生きているんだろうか？」と不安が頭をかすめたりしたこともあった。

しかし、今日はリアルにやってきた。私もぴんぴんしているし、乳ガン・サバイバーの土屋美樹も術後5年が過ぎて一安心だ。改めて、皆でお祝いして楽しい時間を過ごせることに感謝しかない。

そして、大病することなく、健やかに5歳になった次女。母としてこんな幸せは他にない。

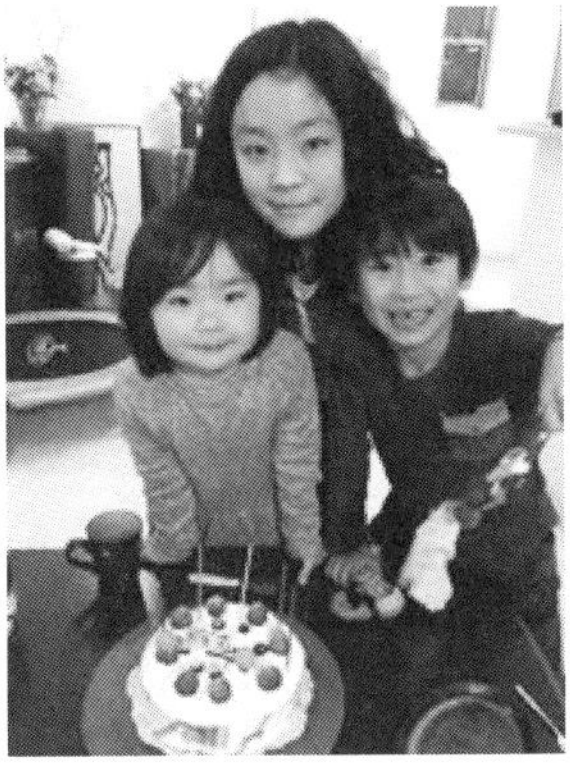
ひびき、5歳のお誕生日おめでとう!
ママも嬉しいよ!

3月22日(水)

年齢にあわせた加減を知る

今日もジムへ行ってきた。
同じことを繰り返すのが苦手なので、どんどんマシンの負荷を上げて挑戦している。どうせやるなら結果を出したい……全身マッチョになりたくはないが体のどこかに**「鍛えている」という証を残したくてたまらない**……。

しかし、私の肉たちは相変わらずゆるふわで気ばかりが焦るのだった。

そうなのだ、私が運動を避けてきた理由の一つ。それは、「やりだすとムキになる自分の性格」をよーくわかっていたからなのだ。

中学生の頃、実業団のような部活に入ってしまい、それこそムキになってやった結果、満身創痍になった記憶が甦る。ウォーキングも続けているが、この前は自宅から六本木まで歩いてしまった。**やりすぎである**。

そんな感じでトレーニングしてきたので、先週まんまと肩を痛めた。どこかやりすぎて壊してしまったのだろう。そして、ハタと気づいたのだ。**うちにはプロのトレーナーがいた、**ということを。

私は次女出産後、夫にストレッチを習って体重と体質を元に戻せたのだが、そのことをうっかり忘れていたのだ。

夫に相談したところ、私はやはりストレッチが甘かったらしく、一緒にジムについてきてもらい、夫に一からストレッチを習い直す。十分に体をほぐすとほわーっと体が熱を帯びて要らない力が抜けていくようだった。

最後にマシンで高負荷をかけずとも筋肉にアプローチできるストレッチも教えてもらい、「**これなら44歳の体も傷むまい**」というプログラムが出来上がったので、このメニューでしばらくやってみようと思う。

今日の有酸素運動は自転車にしてみた。着替え室の鏡に映った私の体は相変わらず締まりがないが、汗をいっぱいかけたので良しとする。

4月1日(土)
長女の入学式

先日、小学校を卒業した長女。

そして、今日は中学校入学式で私も出席してきた。

厳かな雰囲気の中、制服を着て入場してくる長女を感動しながら見ていたのに、次の瞬間、**長女の髪型に目が釘付けになる**。長女のヘアスタイルが朝見たのと違い、もの凄いうねりを見せ、左右にはねまくっていたからだ。

彼女の髪の毛は天パなので短くするとスタイリングが難しい。朝もギャーギャーと格闘していて結局できず、私がヘアアイロンで仕上げて何とか形になったのだが、あのうねりっぷりは**湿気で元に戻ってしまったのだろう。**

そのアナーキーな髪型にすっかり目を奪われてしまったが、制服を着た長女を客観的に見ると「大きくなったなぁ。もう、中学生か」と思う。

仕事で来られなかった夫にＬＩＮＥで写真を送り、次には「ちあき我が愛」だった私の父（故人）と前夫（同じく故人）に、「千耀が中学生になりましたよ」と心の中で告げた。

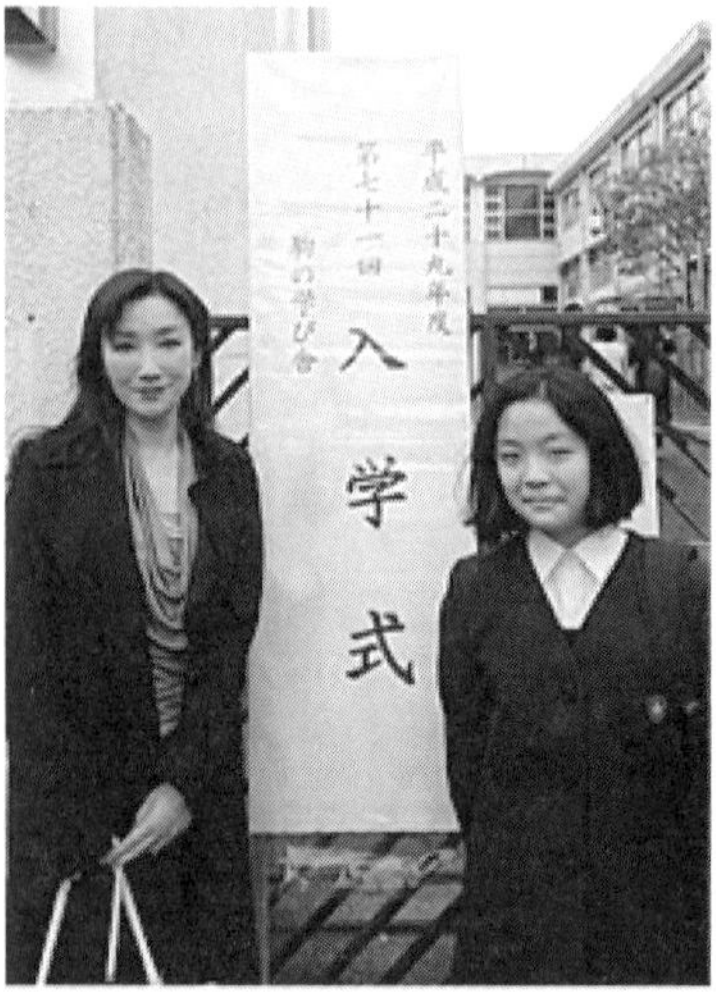

髪の毛がはねている残念な入学式。

Chapter 17

取り戻した毎日の中で

4月6日(木)
ガンのイベントに参加する

今日は、もうかれこれ15年ほどお付き合いがある難波美智代さんからのオファーで、「女性からだ会議」のパネリストとして出席した。

彼女が率いるシンクパールという団体は、「婦人科系疾患を社会全体で考え、女性ならではの健康トラブルやリスクから体を守り、健康で幸せに働き、いきいきと生きることを推進します」という理念を掲げており、活動に共感している私は今回喜んで登壇させていただいたのだ。

そして、私のこの乳ガンプロジェクトのことや「早期発見の重要性」について自分の体験をお話しさせていただいたのだが、ありがたいことに来場してくださった女性たちは、皆真剣に前のめりで聴いてくださった。

同じくパネリストの「ハフィントンポスト」編集長の竹下さんは、妻を持つ夫として、また女性部下のいる男性上司の立場から「女性の体のトラブルを、男性上司にはわからないからと言って見過ごしてはならない」と提言され、会場は共感の嵐。

また、同じく産婦人科医の宋美玄さんのお話は更に衝撃的だった。

現在、婦人科系疾患を抱える働く女性の、**年間の医療費支出と生産性損失を合計すると年間6・37兆円に及ぶ**らしく、女性の社会進出が当たり前になった今、「その女性個人の問題」と片付けるには大きすぎる。それこそ社会で考えてゆくべき事案であると。

また、「昔の女性たちは生理期間も短く、妊娠と授乳を何回も繰り返すことによって子宮を休ませることができた。しかし、現代の先進国の女性たちは子宮を休ませることができず、ホモサピエンスが経験したことのない生理回数を経験し

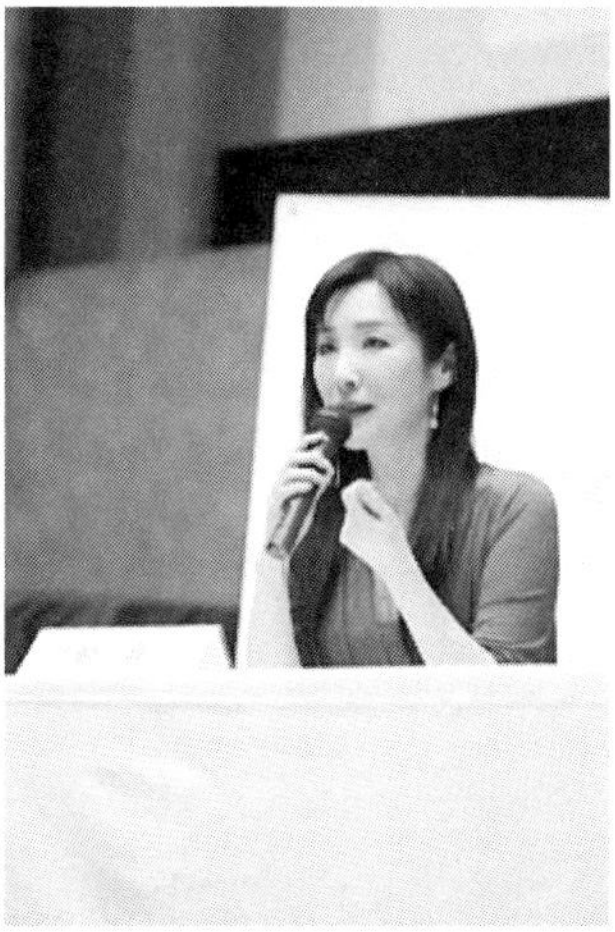
パネリストとして講演。

ており、それが婦人科系疾患の一つの原因になっている」と宋先生はおっしゃって、私はそれを聞きながら何度も膝を打つのだった。

会社にも、パートナー企業にも、コンサル先にも、サバトの生徒にも、プライベートの友人にも、婦人科系疾患を抱えている女性が多く、なぜか年々増えているような印象があることをずっと不思議に思っていたからだ。

保険に入っておくこと、検診に行くこと、かかりつけの婦人科を持つこと……色々な角度で難波さん含め四名がお話しさせていただいたが、来場していただいた女性たちに思いは届いただろうか？

私も、パネリストの一人でありながらとても勉強になった1日であった。

4月30日(日)

自分の誕生日を祝ってもらう

無事45歳になった。

20歳の頃、自分が45歳になるとは想像もつかなかったものだが、20歳の私に今の私を見せてもきっと信じてもらえないだろう。そんな仕上がりの45歳お誕生日。**起業して、結婚して子どもを産み、離婚してシングルマザーになり、再婚してまた子どもを産み、乳ガンに罹患して治療中（←今ココ）**だが、もうちょっと穏やかに人生歩めなかったのかと20歳の私も呆れかえるのではなかろうか。ただ、元は同じ成分の私だろうから、私が今、一点の強がりもなく「**吐きそうなほど幸せ**」であるということは理解してくれるに違いない。

昼間は映画に行き、夜はフレンチレストランへ、夫のエスコートで繰り出した。我が家では、外食や旅行などの段取りはすべて私（得意&好き）なのだが、私の誕生日だけは夫が全プロデュースすることになっている。

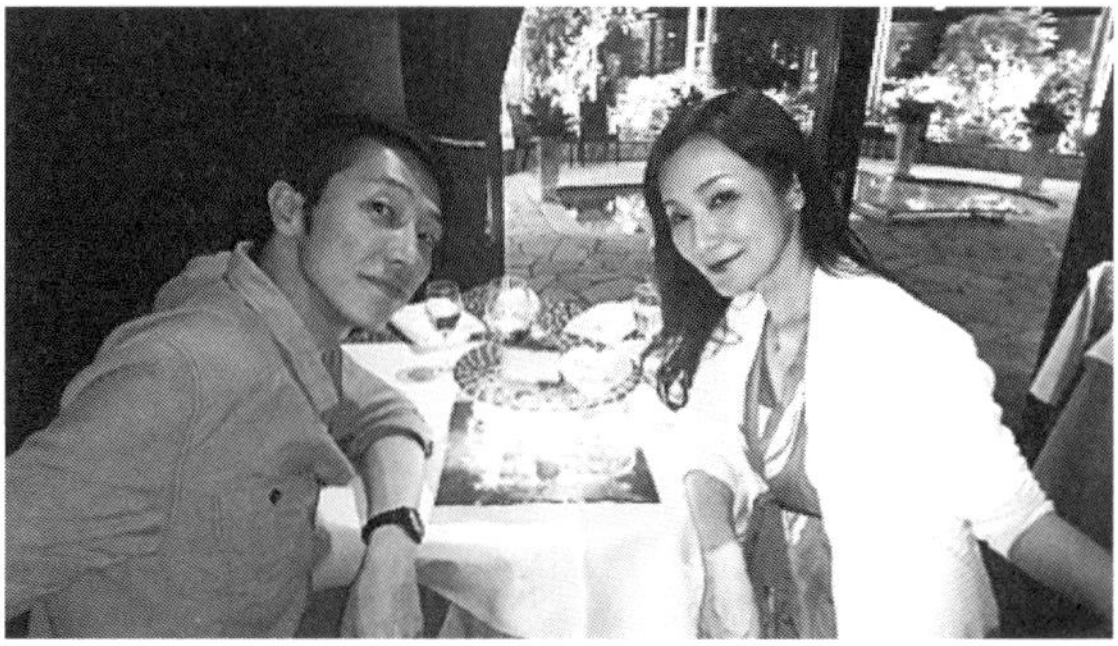
恒例のお誕生日ショット。

夫はこの手のことが恐ろしく苦手なのだが、私が毎年「誕生日だけはしっかりエスコートして欲しい。今年は○○が食べたい。予約もしてね」と、**何年も丹精込めて指導**し続けた結果、5年目あたりから素敵な誕生日を過ごさせてもらっている。

そして今年も、「**食べログでがんばって探した**」と夫が言う、独身女子だったらクラッとくるような素敵なお店で誕生日を祝ってもらった。

二人で食事すると子どもの話が多くなるけれど、最近は未来の話もよくする。

15年後、60歳の私と52歳の夫、25年後70歳の私と62歳の夫はいったいどんな感じなのだろうか？

きっと、今の私たちには信じられない仕上がりになっていることと思うが、こうやっておしゃべりして笑いあいながら、二人で紡いでいけたらいいなと思っている。

5月13日(土)

働き方を考える

この乳ガンプロジェクトで一番思い知らされたのは、「自分の時間は有限」だという当たり前のことかもしれない。

今までは何となく、100歳まで生きてしまうのではないか、と違う意味で恐怖だったのだが、時間はまだまだ無限にあるように思っていた。だから、がちゃがちゃと無計画に仕事を入れていたのだと思う。

今年に入ってからというもの、私は再度自分の仕事を見直した。

そして、①重要度が高く緊急性も高いもの、②重要度は高くないが緊急性の高いもの、③緊急性は高くないが重要度が高いもの、④両方高くないもの、と仕事を整理して、優先順位を組み直してみた。

整理してみると、過去に私が②をいかに懸命にこなしていたかがわかる。そして、その分③を疎かにしていたということも。

プライベートのタスクも、体力づくりの時間も、病院へ通う時間も必要な今の私は、これからは新しい優先順位で仕事をしていく所存である。

今手掛けている仕事のテコ入れもしたいし、何せやりたい事業はいっぱいあるし、新しい試みにもチャレンジしたくてたまらないのだ。これからは自分マネジメントに重きを置いて仕事をしていきたいと思う。

これも新しいチャレンジの一つかもしれないのが、BSジャパン「お金のなる気分〜欲張り女子のケーザイ学」と、AbemaTV「Wの悲喜劇〜日本一過激なオンナのニュース」に立て続けに出演したこと。

それぞれ、1日と本日13日放映予定だったのだが、撮影現場は出演者もスタッフも女性だらけでとても楽しかった。

テレビは遠い昔「朝まで生テレビ!」に出てから、「これはなかなかリスキーな仕事だ」とそれ以来断ってきたのだが、今回は新事業や乳ガン検診の**布教活動**だと思ってたまたま出てみたのだった。

「Wの悲喜劇」ではSHELLYさん含め個性的で面白い女性たちと知り合えたし、「お金のなる気分」ではパーソナリティの高橋真麻さんの恋愛相談などを受けたりしてなかなか盛り上がったし、見聞が広がった感もある。

動画はこちらが編集やチェックをすることができないのでリスクもあるが、得るものも大きかったと終えてみて思う。そもそも**私が暴言を吐かなければ本来すむことなんだけれど**。

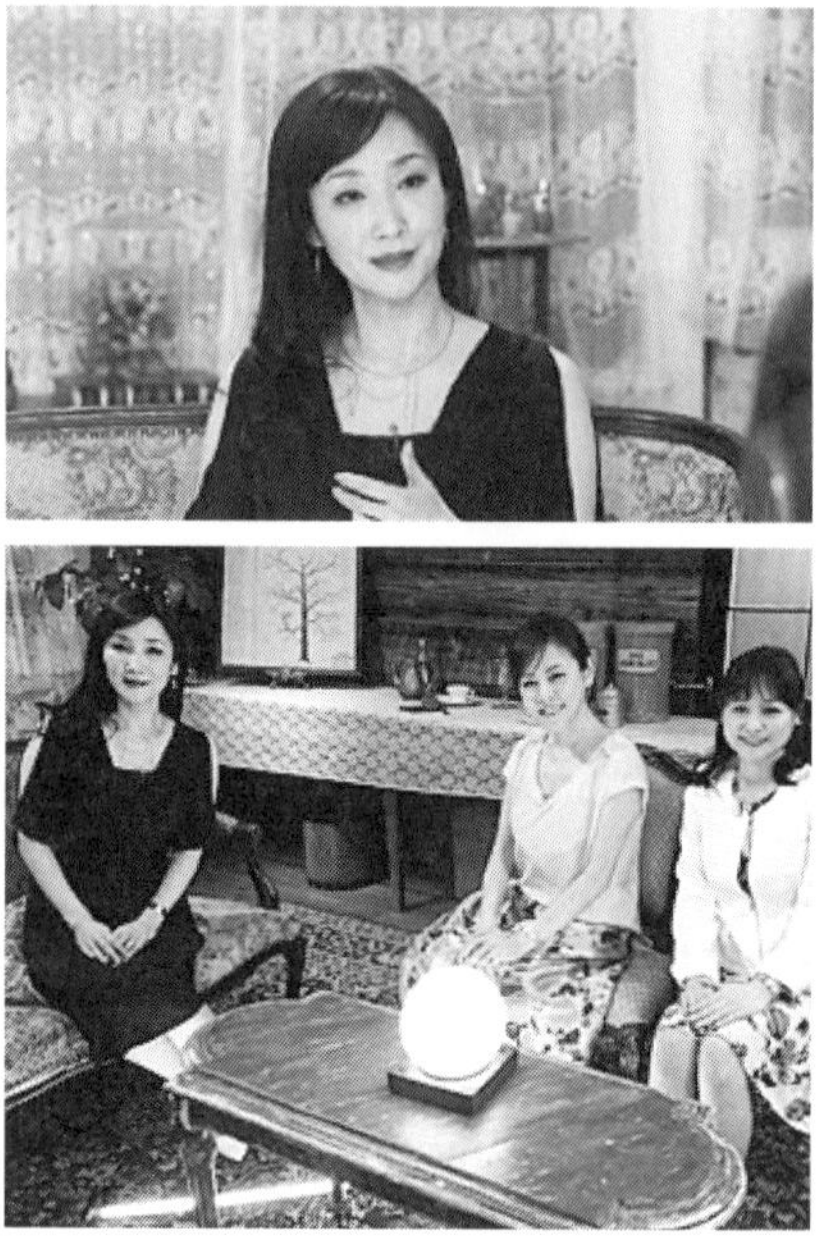

布教活動でテレビにも出演。

5月14日(日)
義理の父母が大好きだ

この「女社長の乳がん日記」をwebで発表してからというもの、友人知人たちが快気祝いの席を設けてくれる機会が多く、ありがたいやら申し訳ないやら。

今日は、互いに「東京の姉」「東京の弟」と呼び合っている古い起業家仲間、ネオキャリアの西澤社長一家に快気祝いをしてもらった。

互いの結婚式にも出席しているので、家族ぐるみで懐かしい話も子どもたちの話も尽きない。

初めて会ったときは学生みたいだったのに、不況も乗り越え、がんばって会社を大きくした東京の弟は、すっかりたくましい存在に成長していたことが今日はっきりわかって姉さんは嬉

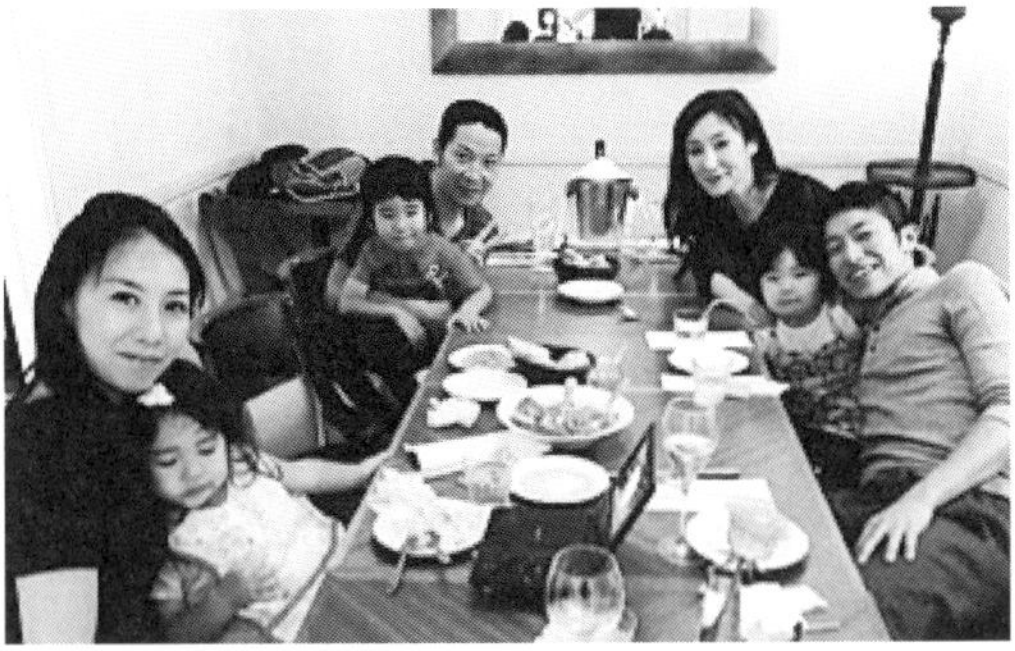

こんなふうに二家族で写真を撮ることになろうとは、
20年前に誰が思っただろうか。

しかった。

長く生きると色々な物語に遭遇し、関わることができ、時を経た「その後」も見ることができる。ロングスパンで見る人生は、なんてドラマティックで味わい深いのであろうか。

お料理もお酒も美味しく、子どもたちも楽しそうで、幸せなランチタイムを過ごすことができた。東京の弟よ、どうもありがとう。

西澤家と別れてから、表参道で買い物をして夫の実家へ行く。今日は母の日ということで義母に約束を取りつけていたのだ。

スイーツやプレゼントを買って夫の実家に着くと、元気溌剌《はつらつ》な義母が出迎えてくれて、奥にいた義父も元気そうで安心した。

次女と義父が隣り合ってぽりぽりおせんべいを食べてる姿が何とも面白く、着いた早々激写しまくる。

外食から戻ってくると、**「貴子さん、これ、プレゼント」**と、突然義母から大切にされていたであろう、指輪の入った箱を渡された。大きな粒の中に色とりどりの光が内包されているその綺麗なオパールは、見たことがないほど美しく、だからこそ驚きで一瞬無言になる。

これまでも、義母には色々なプレゼントをいただいてきたものだが、今回は重みが違うように思えたからだ。そして、どうやらオパールは義父が一番好きな石らしく、これは義母の宝物だったのではないだろうか。

「とてもいただけないです！」と言うと、

「ガンになっても一度も弱音を吐かず、がんばったよね。貴ちゃんがうちの正博と結婚してくれて本当によかったって、私と主人はいつも言ってるの。どうもありがとうね」

と、言って私の手の中に再び、その指輪ケースを入れてくれたのだった。

あまりのことに、私はまた言葉

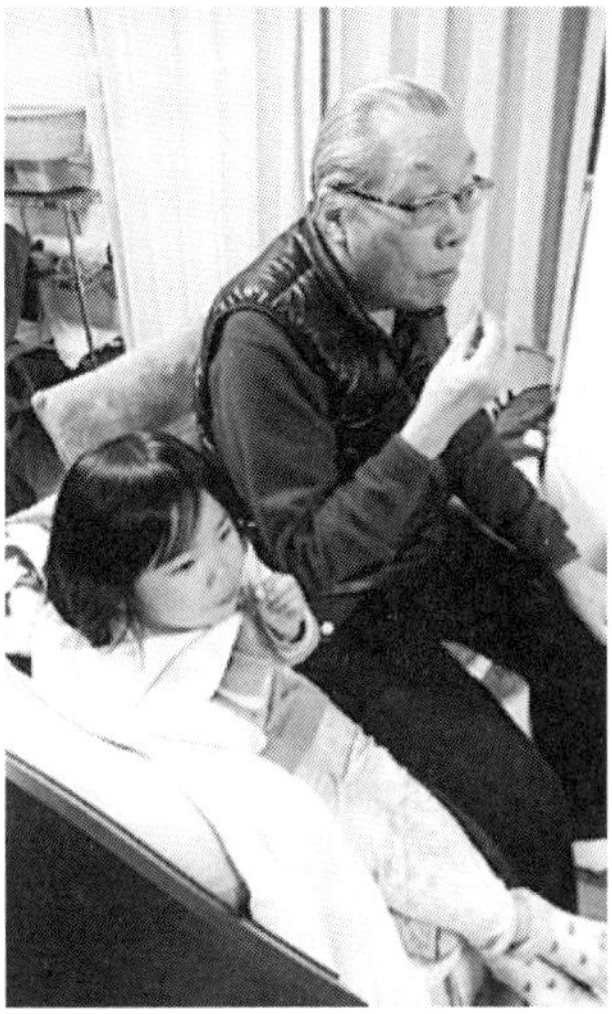

孫とじいじ、そろってせんべいを食べる図。

が紡げなくなる。これまでのすべてを感謝したいのは、私の方だからだ。

初めて夫の両親に挨拶に行った10年前、その日私はひどくナーバスだった。バツイチ子持ち、8歳年上の女性社長という「姑と舅が喜ぶ要素ゼロ」な私が、いったいどの面下げて「**一人息子さんを私にください！**」と言えばいいのか？ そのアウェイ感はきっと、私が生涯経験したことがないものであろうと想像していたからだった。

ところが、「よく来てくださったわー♪」と、初対面から手放しで喜んでくれた義母。

しまいには、「貴子さん、30代のときのキャリアがその後を決めるわよ。育児が大変なら、今だけ正博に任せちゃえば？」と、もの凄いキラーパスで、大事な一人息子を私へ、川崎家へとゴールさせた。

義母自身は**産後1年で大学へ入りなおして大学教授まで上り詰めたど根性キャリア**の持ち主。彼女自身も一家の大黒柱時代があり、義父に家事育児を任せていた時代があったのだった。

また、アーティストの義父も、私たちが遊びに行くと毎回、プロ並みの料理でもてなしてくれる優しい舅であり、義父の絵と料理に私たちはずっと癒されてきた。

そしてあれは、私たちが結婚する直前、義父のお友だちのホームパーティに私たち含めて全員でお邪魔したときのこと、

「加藤さん、素敵なお嫁さんが来てくれてよかったね」

と友人に言われた義父は、

「ほんとうに、うちの息子にはもったいない素敵な人が来てくれて、とっても嬉しいよ。でも、それ以上に……」

と言って、2歳のチアキを高らかに抱っこした。そして、

「**我が家に天使が来た**」

と嬉しそうに言ったのだった。

私は初対面のときの義母と、チアキを抱っこして自慢してくれた義父のことを、一生忘れることはないだろう。

夫と巡り合えたのは私とチアキにとって幸せな出来事だったが、前向きで明る

い義母、果てしなく優しい義父と家族になれたことも奇跡のような幸運であった。

今、私の指に二人にもらったオパールが光っている。

母の日のお祝いに行ったのに、何しに行ったんだ、私！　と思うが、おかげで懐かしい思い出にも邂逅《かいこう》できた濃くて良い日であった。

Chapter 18

治療方針は人それぞれ

5月16日(火)

民間療法に思いをはせる

乳ガン日記を公開して4カ月がたとうとしている。

この間、友人知人以外からもたくさんの人から励ましのメッセージをいただいたのだが、「ガンが治る」という商品や民間療法の施設を紹介してくれる人も多かった。

なかには、「病院で施される治療をすべてやめて、オーガニック野菜で治しましょう！」とか、「神と繋がれば治りますから！」など、私からすると**世界ふし**

ぎ発見なご提案も度々いただいたりした。

商売じゃない人はピュアにその道を信じているからで、お気持ちはありがたかったが、私は**ガン告知を受けたその場で全摘出を決めた女**。科学的根拠を重要視する**超ド級のリアリスト**であるが故、「病院はすべて悪！　民間療法万歳！」の流派にはどうしても耳を傾けることができなかった。

民間療法やサプリにも、良いモノはたくさんあると思うし、病院の手術や治療と併用してできるものであれば試す価値はすべてにあるように思うが、「無治療」ありきのご提案なので私は遠慮させていただいたのだ。

医療事故や杜撰《ずさん》な対応の医者もいるだろうし、無治療の提案は有名な本が何冊か出ているのでこのあたりは意見の分かれるところだと確かに思う。

が、しかし、子宮や乳房という、ある意味女性のシンボリックな場所の病気に関して特に、他の部位に比べて「**無治療のススメ**」や「**スピリチュアル**」が流行っているように感じるのは私の気のせいだろうか？

気持ちはわからないではないのだ。

乳ガンの治療に関しては、手術によって「乳房が変形する」、もしくは「乳房がなくなる」し、抗ガン剤治療では「髪が抜ける」、ホルモン治療では「女性ホルモンが減る」「更年期になる」「太る」など、女性にとって嫌なことばっかりだからだ。

その上、吐き気やめまいや痛みなどが加わるとなると、神に祈って治る方が断然いい。私だってオーガニック野菜で治るなら**明日から本物をつくるために畑を耕す勢い**である。それに、治療方法は究極に個人の自由でもある。

ただ、私は家族に対して、仕事のパートナーたちに対して、たくさんの心配を既にかけてきたわけだから、今後も説明責任があると思っている。

もし、この後再発や転移してしまった場合、私の治療の選択は間違っていなかったと言えるのか？　何の治療が先決か？　エビデンスは？　生存確率は？

もちろん誰も正しい答えなんてわからない。ガンが目には見えない病だからこそ、医者にだって、それはわからないのだ。すべての患者は、そのときの自分の体調や環境の中で、最善の選択をせざるを得ない。きっとこれまでもたくさんの乳ガンになった女性たちが、迷ってきたことなのだろうと思う。治療は長い道のりであり、その人の仕事やライフスタイルによっても、大切にしたいことは違ってくるはずだ。

ただ、私の場合は「今の医学では、これが統計的に成功している」「このガンのタイプでは、この治療で寛解《かんかい》した人が何%いる」といった客観的な数字をもって判断することが一番納得できる決断法であり、これなら私が愛している人たちにも納得してもらえると思ったのだ。

主治医によれば、私の乳ガンの種類とステージは、女性ホルモンを抑制することが必要で、そのためにはホルモン治療が適しているそうなので、当面5年は続けてみたいと思う。

5月19日(金)

これが更年期なのか！ 後編

まだ5月だというのに今日は本当に暑かった。打ち合わせをするために喫茶店に赴くと、座ったそばから汗が止まらない。暑さと汗がいつまでも引かないので、再び「これが更年期なのか！」と思うが、前回のようなこともあるし容易に決めつけることはできない。元々体温が低く、夏でもあまり汗をかかなかったために「**冷血低温動物**」と言われてきた私だが、最近では運動もしているし代謝も上がってきてるはず、**多少は人間に近づいているはず**だ。

隣の席を見ると太めのサラリーマンが私と同じように滝のような汗をかいている。年齢から言って彼も更年期というはずはなく、「今日がそれだけ暑いから」がそれとも正解なのであろうか？　彼と私の発汗理由の違いとは？　などと太めのサラリーマンを凝視しながらぐるぐる考えてしまうほど、更年期は判断が難しい。

しかし、メニューで顔を扇ぎ続けているのに10分以上汗が引かず、ほぼすっぴん状態になっていたということは、もう「更年期認定」でいいのではないだろうか？　**何より考えるのがもうめんどくさい**。

よし、更年期症状を確認できたことだし、夏に向けてハンディータオルとマダムっぽい扇子でも買おっと。

6月1日(木)

思わぬ美容効果!

「最近、肌きれいになった?」

と、ここのところ立て続けに肌を褒められている。**お世辞でも嬉しい。とっても嬉しい。**ホルモン治療で肌がカサカサのシワシワになるのを危惧していたから、何とか現状維持ぐらいはできているんじゃないかとほっとした。少なくとも**悪くなっていなければ万々歳**なのだ。

ホルモン治療は、ただでさえ女性ホルモンという美肌ホルモンを体内から奪っていくというのに、体外から肌に良いとされているプラセンタを打ったり、飲んだり、と補てんすることができない。女性ホルモンを足すようなことをしたら、ホルモン治療の意味がないからだ。

じゃあ、どうしたらいいのさ、と私は皮膚科の先生に食い下がった。このままカサカサになるのを黙って見ているしかないのは悔しすぎる。

「女性ホルモンパッチもダメよね？　高濃度ビタミンの点滴とかかしらね……」と、先生も無茶な相談をされて困っているようだった。女性ホルモンパッチは女性ホルモンを足してしまうから当然ダメだし、先生の口ぶりだと、ビタミン点滴は高額で時間もかかるのに私のケースには効力が弱そうだった。

私はその時「**万策尽きた……**」と相談だけで帰宅したのだが、それから1カ月ぐらいたってから急に肌を褒められるようになったのだ。

何かサプリを飲み始めたわけでも、化粧品を変えたわけでもない。

思い当たるのはただ一つ。

汗、だ。

ここのところ、ジムとウォーキングで私は大量の汗をかいている。

おまけに更年期で毎日すっぴんになるほど汗をかいていた。これだけ汗をかいていれば痩せそうなものだが、体重は元から3キロ増えてそれから微動だにしない。

しかし、肌のデトックス効果はあったのかもしれない。

人生で初めてこんなに汗をかき、積年の（汚い）毒素が肌の外に出たのであれば結果オーライ。

狙ってやっていたわけではないし、発汗はうっとうしかったのだが、こんな効果があったとは！　**これからは街中でも毅然と、ダラダラ汗をかいていきたいと思う。**

Chapter 19

新しいおっぱいをつくる

6月6日(火)
形成手術で入院

今回は誰にも隠す必要がないので、スケジュール調整もさくさくっと、余分なストレスなく入院日を迎えられた。

ただ、入院を伝えると「**すわ! 再発なのか!**」とあちこちで一瞬、心配をかけることとなってしまった。「今回は形成手術」というと皆安心してくれたのだが、小林麻央さんのブログの影響で、今では、多分全国民が、乳ガンの転移やステージに詳しくなっている感がある。

何より、まだ若い彼女が闘病生活をブログで発表したことによって、幅広い世代の女性たちが「乳ガン」を自分事としてシミュレーションする機会になったはずだ。検診へ行く人も増えるだろうし、保険に入る人も多くなると思うので、乳ガン患者以外の女性たちにとっても、自分自身の体に向き合い、将来に備えるきっかけになったのではないだろうか。備えあれば、（罹患しないのが一番良いのは当たり前として）罹患してしまったときに、選択肢が増えるし困窮しないことにつながる。

彼女は元キャスターだし、有名家庭に嫁いだ身として、ガンを公開することについては私とは比べ物にならないほど迷われたと思うが、彼女の勇気ある発表によって乳ガンへの理解が広まり、早期発見できて助かる命もきっと増えるに違いない。

今回の形成手術は、右乳房のエキスパンダーを取り出してシリコンに変更するためのものだ。新たなギザギザ（傷）が増えるのではなく元の傷を活かして再度開く手術になるとは言え、再び全身麻酔をするため検査も含めて4泊5日の入院となる。相変わらず入院生活は苦手だが、前回の半分以下の期間だと思えば気も楽だ。

SNSに「**おっぱいつくってまいります！**」とアップすると、たくさんの友人たちから「**素敵なおっぱいになりますように！**」とコメントをいただく。

それにしても、ネット上で自分のおっぱいについて言及するようになり、おばさんになったからとはいえ、こんなにも「おっぱい、おっぱい」書いたり言ったりする日が来ようとは。人生はいとをかし。自分が未来において何をしでかすかわかったもんじゃない。

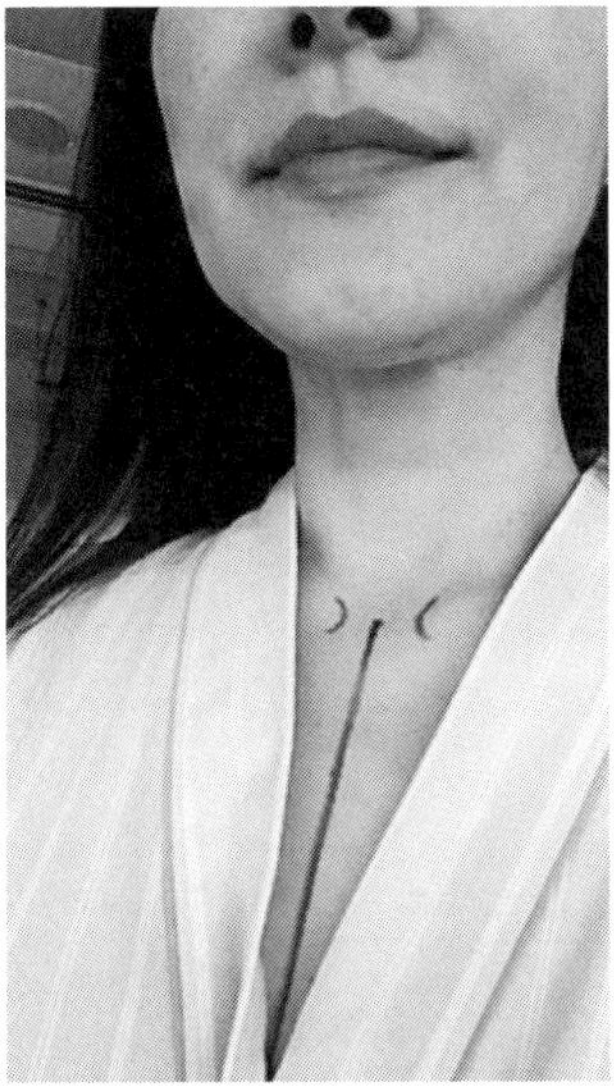

何かの儀式がはじまりそう。

夕方、シャワーを浴び終わると形成の先生がやってきた。そして、マジックで私の体に謎の印をいっぱい描いていった。明日の手術で必要な印なのだろうが、鏡に映った私はまる**どこかの部族**（の戦士）みたいだ。これも面白いので写真を撮っておく。

明日は手術なので、今日は早めに寝ようと思う。早くニューおっぱいと対面したいものだ。

6月7日(水)

一瞬で終わった手術

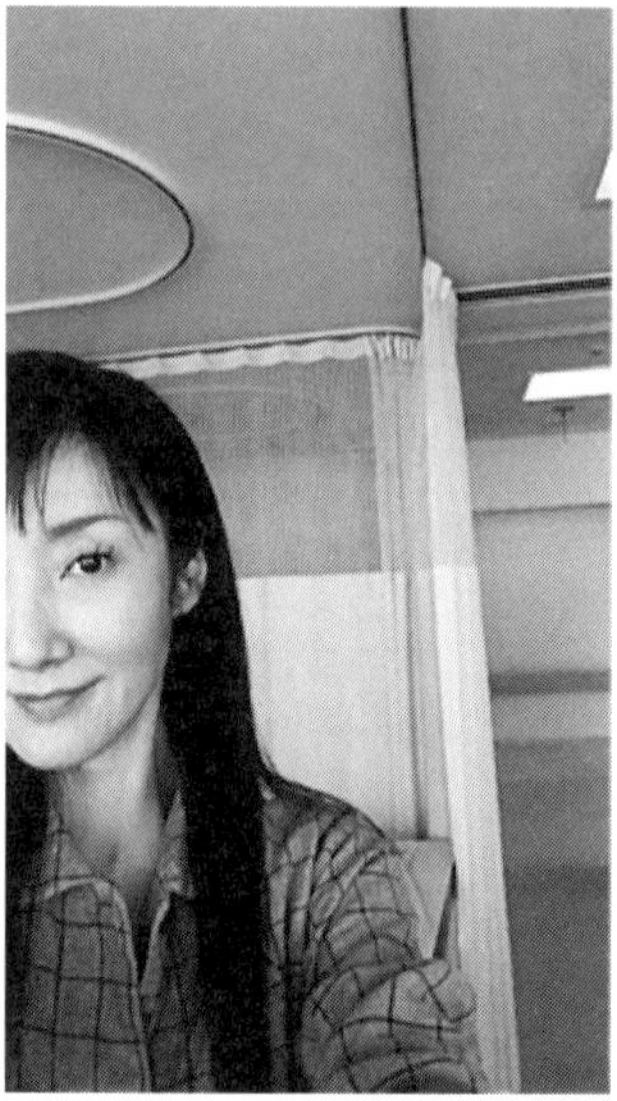

いざ、おっぱいをつくりに。

朝から看護師さんに連れられて手術室へと向かう。

前回はストレッチャーに乗っていたので手術室の中を観察できなかったが、今回は歩いていったため、できる限りキョロキョロしてみる。

分娩室とは違い色々な機械があり、全体的にはメタリック調のインテリアだ。色々質問してみたいが、皆さん忙しそうなので自重した。

この前と同じように名前を確認され、麻酔をかけられると、私はあっという間に眠りに落ちた。

そして、手術が終わった後、先生に呼ばれてはっと目を覚ました。感覚としては2、3分だけ眠っていた感じだ。しかし時計を見ると1時間半がたっている。

このワープ感、全身麻酔恐るべしである。

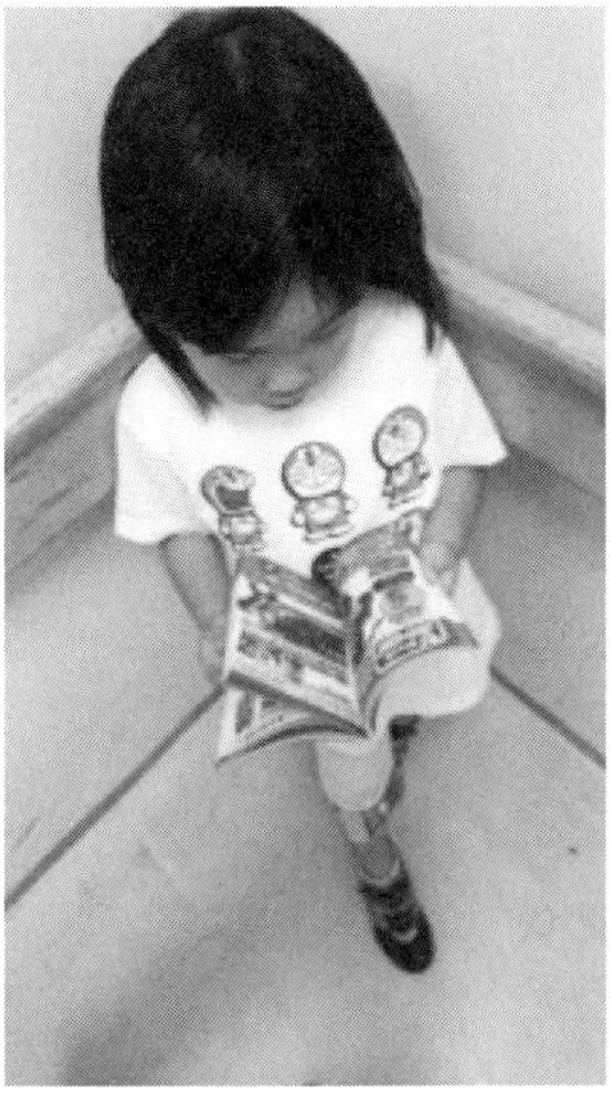

ドラえもんTで「コロコロコミック」を読む次女。

そのまま歩いて行けそうだったので看護師さんの手を借りて病室に戻ると、夫と次女が待っていた。

次女の、今日買ってもらったというドラえもんTシャツに目が和む。

手術中私は何をしていたわけでもないし、感覚としては2、3分の手術（誤解）だったので疲れは感じないが、酸素マスクをしているし、多少フラフラするためベッドに横になった。

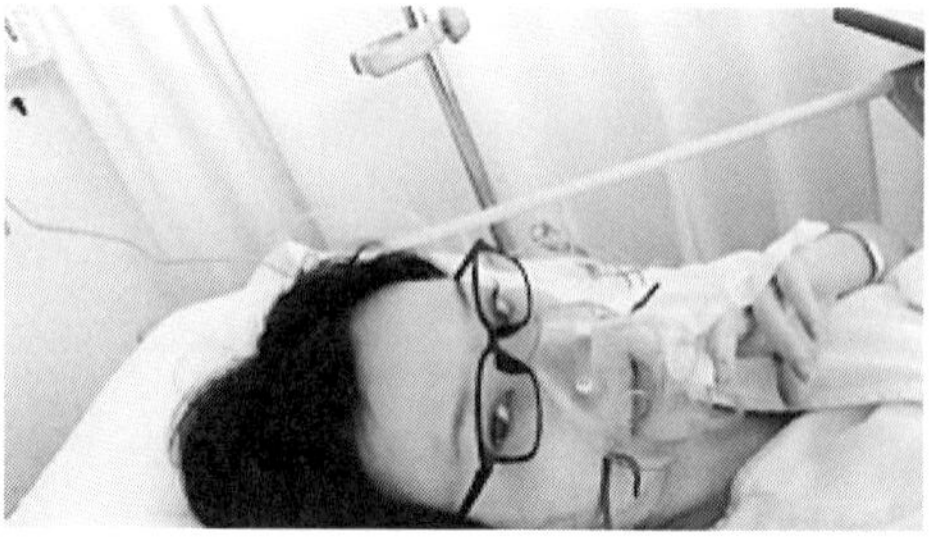

酸素マスクしていると病人らしく見えて優しくしてもらえる。

するとと次女が、

「まま、みぎのおっぱいできたの？」

と、聞いてきたので、

「まだ見てないけどできたらしいよ。でも乳首はまだついてないよ」

と、説明した。

「なんだー。**はやくのみたいなー**」

と、照れながら言う次女。もう5歳だから、ママのおっぱいをたまに吸っているのを家族にも（**特にお姉ちゃんに**）ひた隠しにしていたが、皆にばれてからはすっかり開き直っている。

そろそろ完全卒業して欲しいと思っているが、なんと言っても次女のこの癖（4歳の乳しゃぶり）によって私のガンは早期発見されたのだから、ある意味とても感謝しているのだ。何とか小学校入学までには止められるよう、しっかり導いていきたいものだが。

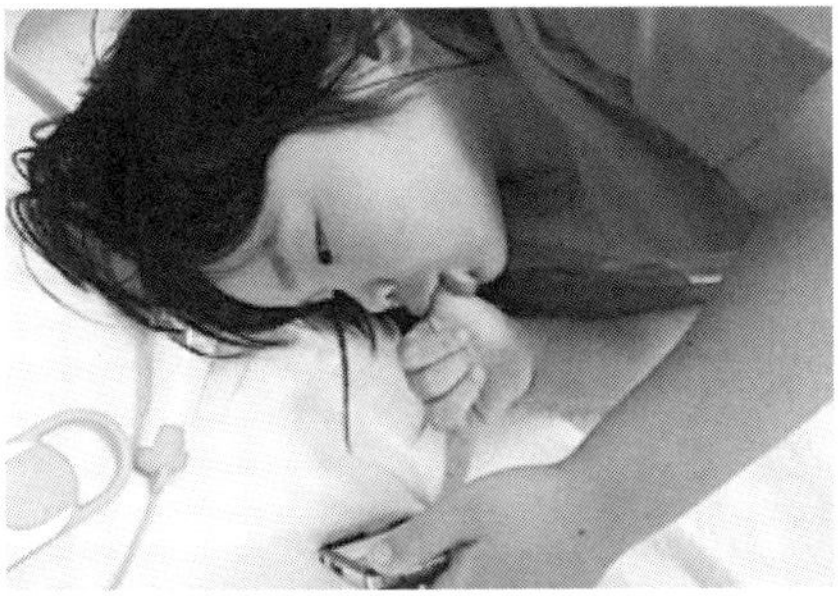

指しゃぶりしながらスマフォを操る次女。

Chapter 20

日常を大切に生きる

6月10日(土)

18歳のおっぱいを手に入れる

本日予定通り退院した。退院前日、傷口はまだ赤黒いが前回のような内出血も見られないので良好だと先生は言った。

私も触ってみたのだが、確かに岩のような硬さはないし、以前よりも左おっぱいに近い形状になった。が、正直なところ手術前とあまり代わり映えがしない。

先生の説明によると、まだ皮膚が腫れていて馴染んでいないので、将来的にはもっと柔らかくなるとのことだが、左おっぱいが45歳なら、**右おっぱいは18歳ぐ**

らいの張りだ。このジェネレーションギャップはいつか埋まるのだろうか？

自宅に戻り、長女と次女に触らせてみても「まだ硬いねー！」と言われる。**果物か何かのように**。

ま、乳首もこれからつくっていくことだし気長に観察していこうと決め、私は3日ぶりのシャワーを堪能したのだった。

6月11日(日)
家族の日常を大切にしたい

今日は新規事業の視察で、家族とビジネスパートナーたちと月島の写真館へやってきた。私が取締役をやっているベランダ株式会社という会社でこれからフォトスタジオを立ち上げるのだが、こちらのお店がノウハウの提供をしてくださることになり、今日は実際に我が家が客として訪れ、体験させてもらったのだ。

私たちがやりたいフォトスタジオは「**家族の絆**」がテーマになる。

3・11のときもそうだったが、有事を経験すると人は日常のありがたみに気づく。そして、一番近しい人である家族の絆に深く感謝するようになる。

私も、昨年から今日まではまさに人生の有事であった。乳ガンプロジェクトとしてサクサク対処していったが、最初は「死」に、術後は「再発」に脅えがなかったかと言えばうそになる。

しかし、それ以上に、重要な気づきや変化、今まで意識したことのない**「生きる喜び」**ってやつが目の前にぱーっと広がっていったのだ。

「生きる喜び」とは、私の場合、家族と過ごす日常そのものだった。

だから、特別な日ではない家族の日常を記録するフォトスタジオ事業をやりたいと思ったのだ。自分で残すだけではなく、**いちいち事業にしようとするあたり、つくづく経営者気質**だと我ながら思う。

運が良かったのは、ビジネスパートナーのうち二人もプロのコピーライターがいたことだ。日常の一瞬を写真に写すのはもちろん、そのときそのときの気持ちや家族への感謝を言葉にして写真と一緒に記録しておけば、見返したときにより鮮明な記憶が甦るし、他のスタジオとの差別化としてもちょうどいい。

言葉と写真で家族の絆をより強くするフォトスタジオ事業の方向性が固まり、

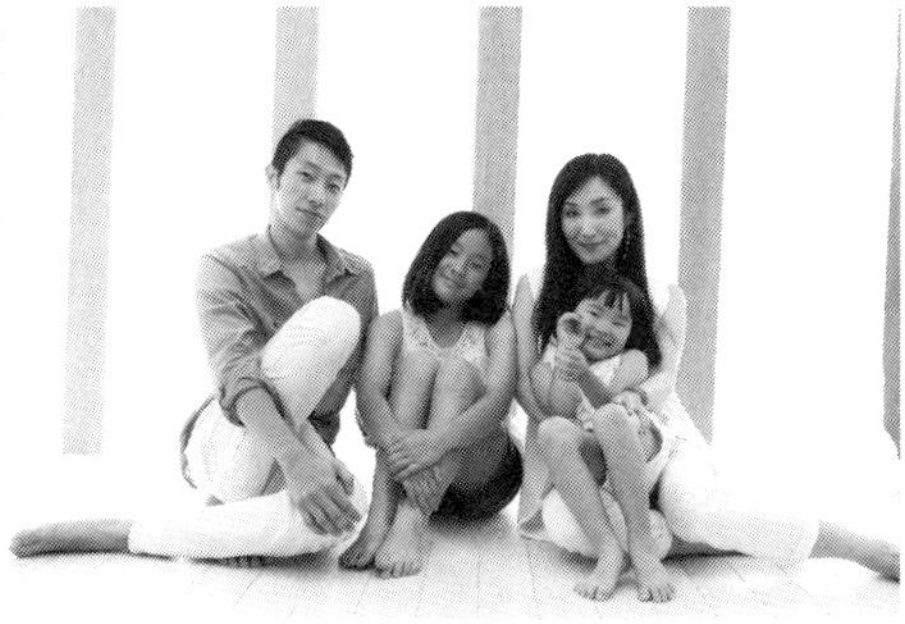
家族で撮った「今のわたしたち」。

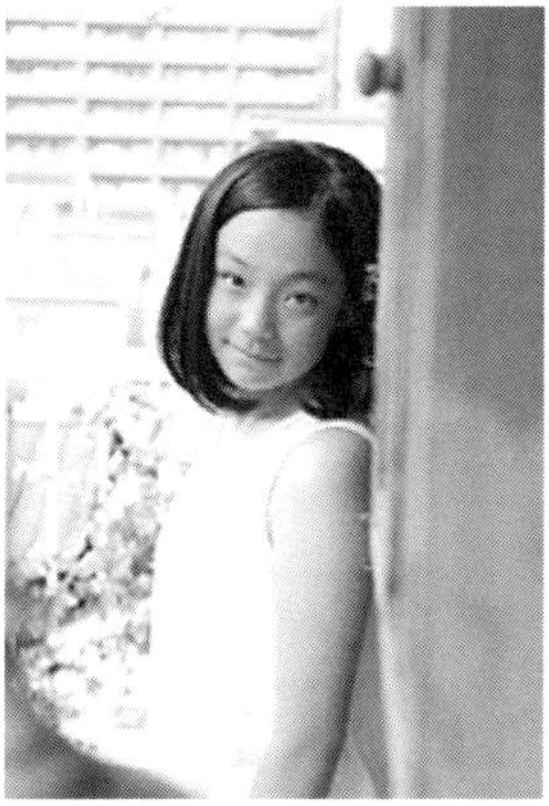
大人びた長女。

私は再びワクワクしている。

撮影後に撮った写真を見せてもらったが、この半年で長女がぐっと大人びたのが印象的だった。彼女がちょうどそのような時期だというのもあるが、私が乳ガンになったことも無関係ではないだろう。彼女なりの思いや心配はあったと思うし、「ママが死んでしまうかもしれない」と人生で初めてリアルに想像したであろうから。

一緒にその写真を見ていたビジネスパートナーたちは、長女の写真を「川崎さんに似てきましたね」と口々に言った。

たとえ有事がなくとも、日々変化する家族の日常は、つなげると壮大な物語になる。

その物語を残すお手伝いをこの事業で実現したいと、乳ガンに罹り、一度は死を意識した私だからこそ強く強く願っている。

6月23日(金)
悲しいお知らせ

小林麻央さんが22日に永眠。
お会いしたことはなかったけれど、同時期に同じ病を経験し、同じ子どもを持つ母親として、勝手にシンパシーを感じていたことに今日気づいた。
小林麻央さんの生前のご功績を偲び、心よりお悔やみ申し上げます。

6月25日(日)
家族という不思議

ばーばの誕生日祝いと私の快気祝いで妹夫婦が我が家へやってきた。

普段は葉山に住んでいるので、甥っ子たちは6月だというのに既に真っ黒。うちの長女以外は全員年齢が近いので、部屋の中が途端に保育園の様相になる。

食事は、義弟がマイ包丁で魚をさばいて、美味しい料理をたくさんつくってくれた。81歳になったばーばもとても喜んでいた。


家族って不思議だ。

ばーばがじーじと結婚して私と妹が生まれ、それぞれに結婚して子どもたちがいる。

そもそも、**この子たちはどこから来たのだろうか？**　産んでおいてなんだが、正直なところ、私にはわからない。

私や妹が独身だった頃、この子たちはどこにいたのだろうか？

夫や義弟が他の女性と結婚していたらどうなっていたのだろうか？

「人生はもしもあのとき……」の連続だと聞いたことがある。少しボタンを掛け違えるだけで私たちはすれ違い、まったく違う人生を歩んでいたかもしれないのだ。

そう考えると、今のこの状態がまるで奇跡のように私の目に映る。

大騒ぎしている子どもたちと夫たちが遊んでいる。

私や妹を産んでくれたばーばが笑っている。

私の大好きな妹が笑っている。

甥っ子たちが、義弟が、笑っている。

私を見つけ、10年ずっとそばに居てくれた夫が笑っている。

私を選んで生まれてきてくれた、二人の娘たちが笑っている。

縁あって家族になれた、私の大切な人たちが笑っている。

ただそれだけで、胸が震えるほど幸せだということ。
「乳ガンプロジェクト」はそれを私に教えてくれたのだ。

あとがき　乳首はこれからつくります

今、目下の悩みとしては、ちゃんと運動しているのに3キロ増えた体重が落ちないことと、「果たして、この後私はどんな乳首をつくればいいのか？」ということだ。

冬頃には形成手術を開始する予定だが、これまた形や手術方法を選ばなければならないらしい。「おっぱいはつくっても乳首はつくらない人」というのも乳ガン仲間では結構多いのだが、私は子どももまだ小さいので海やプールや温泉も行くし、つくっておいた方が何かと良さそうだ。

ただ、今まで自分の乳首をつくることなど考えたこともなかったので、私に理想の乳首はない。そこで、先日「キャリ婚」の面接で一緒になった二村ヒトシ監督に「乳首のトレンド」を聞いてみたのだが、乳首には流行というものもないようだ。

「シンメトリーを目指しましょう！」という貴重なアドバイスをいただき、私も「確かに」と腹落ちしたので、より左胸に似せるという方法か、左の乳首を半分切って移植する方法をきっと選択していくのだと思う。値段も、手術方法も、日数も変わってくるらしいので、その顛末と、続く乳ガンプロジェクトは引き続きwebサイトウートピの「女社長の乳がん日記」で綴っていきたいと思っている。

最後を「乳首」でシメさせていただいたこの『我がおっぱいに未練なし』だが、読み返すと、「乳ガンになった人の参考書」には到底なりえない本だと思う。乳ガンになってからの個人的な日常をただ書きなぐった仕上がりだし、手術も治療法もあくまで「私のケースは」、ということばかりだが、私のこの七転八倒が誰かの、何かの一助になれたら幸いである。

そして、この1年だけでも、多くの人に助けられてきたこと、たくさんの励ましや愛情をいただいたことに改めて感謝でいっぱいだ。

「女社長の乳がん日記」の公開を快諾してくださった「ウートピ」編集長の鈴木

円香様、副編集長の堀池沙知子様、公開された日記を読んですぐに「書籍化しましょう！」と声をかけてくれた、担当編集の白井麻紀子様、素敵な装画を描いてくださった内田春菊様、社員とビジネスパートナーの皆、サバトの生徒たち、心配と迷惑をかけた親族の皆さま、私の大切な家族である夫と千耀と響生へ、この場を借りて心からの感謝と愛を。

二〇一七年八月

川崎貴子

本書は、情報サイト「ウートピ」にて連載中の
『女社長の乳がん日記』（2017年1月〜）をもとに、
大幅に加筆したものです。

川崎貴子(かわさき・たかこ)

1972年生まれ。埼玉県出身。リントス株式会社代表取締役。1997年に働く女性をサポートするための人材コンサルティング会社(株)ジョヤンテを設立。女性に特化した人材紹介業、教育事業、女性活用コンサルティング事業を展開。女性誌での執筆活動や講演多数。著書、『上司の頭はまる見え。』(サンマーク出版)、『愛は技術 何度失敗しても女は幸せになれる。』(KKベストセラーズ)、『結婚したい女子のためのハンティング・レッスン』(総合法令出版)、『モテと非モテの境界線』(講談社)、『私たちが仕事を辞めてはいけない57の理由』(大和書房)がある。

現在は株式会社ninoya取締役、及びベランダ株式会社取締役として、共働き推奨の婚活サイト「キャリ婚」を立ち上げ、婚活結社「魔女のサバト」も主宰。女性の裏と表を知り尽くし、フォローしてきた女性は1万人以上。「女性マネージメントのプロ」、「黒魔女」の異名を取る。12歳と5歳の娘を持つワーキングマザーでもある。

我《わ》がおっぱいに未《み》練《れん》なし

二〇一七年十月一日 第一刷発行

著者 川《かわ》崎《さき》貴《たか》子《こ》
発行者 佐藤靖
発行所 大《だい》和《わ》書房
東京都文京区関口一-三三-四
電話:〇三-三二〇三-四五一一
装画 内田春菊
装丁 木庭貴信+川名亜実(オクターヴ)
本文印刷所 信毎書籍印刷
カバー印刷所 歩プロセス
製本所 小泉製本

ISBN978-4-479-78399-2
乱丁・落丁本はお取り替えいたします。
http://www.daiwashobo.co.jp